정형물리치료 가이드

임상진단가이드북

역자 김 응 수 외

Ortho Notes

Clinical Examination Pocket Guide

Dawn Gulick, PhD., PT, ATC, CSCS

영 문 출 판 사

■ 옮긴이(가나다 순)

김상수 대구보건대학 물리치료과
김원호 울산과학대학 물리치료과
김응수 (前)을지대학교 노원을지병원 정형외과 과장
김종만 서남대학교 물리치료학과
김효철 중국 요령 중의약 대학교 객좌교수
박형기 서남대학교 작업치료학과
성기석 경희대학교 체육대학원 겸임교수
송명수 원광보건대학 물리치료과
유병규 신구대학 물리치료과
이문규 광주시티재활전문병원 물리치료실장
정형국 안산1대학 물리치료과
채윤원 광주보건대학 물리치료과

Ortho Notes Clinical Examination Pocket Guide

by Dawn Gulick, PhD., PT, ATC, CSCS

정형물리치료 가이드 임상진단가이드북

2007년 3월 19일 초판인쇄
2007년 3월 23일 초판발행

지은이 : Dawn Gulick, PhD., PT, ATC, CSCS
옮긴이 : 김 응 수 외
발행인 : 박 병 조
발행처 : 도서출판 영문출판사
등 록 : 1987년 12월 21일 제2-419호
주 소 : 서울시 강남구 삼성동 69-1
전 화 : (02)514-5590, 776-5590
팩 스 : (02)756-8943
E-mail : yeongmunsa@empal.com
정 가 : 15,000 원
ISBN 978-89-7224-143-0 93510

1

내과적 문제 스크리닝

아래와 같은 상황을 경험하거나 언급을 들은 적이 있는가?

암	만성기관지염
당뇨	폐렴
고혈압	폐기종
어지러움, 현기증	편두통, 빈혈
흉통	위궤양
호흡곤란	혈우병
뇌일혈, 혈우병	후천성면역결핍증/인간면역바이러스감염
신질환	길레인 바레증후군
요관감염	통풍
알러지(라텍스, 음식, 약)	갑상선질환
천식	다발성 경화증
골다공증	결핵
류마티스열/성홍열	섬유성근염
간염/황달	임신
소아마비	탈장
두부손상/뇌좌상	우울증
간질, 발작	빈번한낙상
파킨슨씨병	장, 방광관련문제들
관절염	

아래의 진단과정 또는 시술을 받아본 경험이 있습니까?

단순방사선 검사	혈액검사
컴퓨터 단층촬영	조직검사
자기공명영상검사	근전도 또는 신경전달 속도검사
골주사검사	심전도 또는 스트레스부하검사
소변검사	수술

주의

정상 신체활력 징후와 이에 영향을 미치는 병적 상태

나이	유아기	아동기	청소년기	어른및 노인	증가하는 상태	감소하는 상태
체온 (T)	98.2°	98.6°	98.6°	98.6°	감염, 운동 ↑혈당치 상승	↓혈색소치감소, 진통제 ↓혈당치감소, 노화
심박수 (HR)	80 –180	75 – 140	50 – 100	60 –100	감염, ↓혈색소치감소 ↓혈당치감소, 불안 빈혈, 통증, ↓저칼륨혈증, 운동	마약성진통제, 급성 심근경색 ↑고칼륨혈증
호흡수 (RR)	30 – 50	20 – 40	15 – 22	10 – 20	감염, ↓혈색소치감소 ↑혈당치증가, 불안, 통증, 급성심근경색, 천식, 운동	마약성진통제
수축기혈압 (SBP)	73	90	115	< 130	↓혈당치상승, 관상동맥질환, 불안 통증, 운동 (수축기혈압만)	↓혈색소치감소 ↓저칼륨혈증 마약성진통제, 급성심근경색, 빈혈
이완기혈압 (DBP)	55	57	70	< 85		

응급상황을 나타내는 증상 혹은 징후

- 수축기혈압(SBP) ≥ 180 mm Hg or ≤ 90 mm Hg
- 이완기혈압(DBP) ≥ 110 mm Hg
- 휴식시 심박수(Resting HR) > 100 bpm
- 휴식시 호흡수(Resting RR) > 30 bpm
- 의식 수준의 급작스런 변화
- 통제할 수 없는 두통을 동반한 안면통증
- 갑자기 발생한 부정맥 또는 흉통
- 복부 반발성 압통
- 검고 끈적한 또는 혈액이 섞인 변

전신적질환임을 의미하는 적신호들★

- 손상기전이 밝혀지지 않는 잠행성 발생
- 손상보다 심하게 호소하는 증상
- 위치를 바꾸거나 쉬어도 증상의 변화가 없을 때
- 예상 치유기간을 넘어 증상이 계속될 때
- 최근 또는 현재의 열, 오한, 야간 발한, 감염
- 설명되지 않는 체중감소, 창백, 구역, 대소변 습관 변화
- 두통 또는 시야의 변화
- 양측성 증상
- 색소침착, 부종, 발적, 손톱의 변화, 위약감, 감각 감소, 저린감, 화끈거림
- 골반내 병변을 위한 요근 검사 = 앙와위, 30°까지 하지거상검사와 저항적 엉덩이 굴곡검사: 양성검사시 골반내 염증 또는 복부하방감염, 음성검사시 엉덩이 관절이나 척추통증 내장기를 보기 위한 반발압통
- 블룸버그 징후 = 앙와위에서 아픈곳에서 좀 떨어진 곳에 손을 댄 후 수직으로 깊게 누른 후 빨리 손을 뗀다. = 무통; (+) = 손을 뗄때 통증
- (+) McBurney 지점의 통증(충수돌기) = 전상방장골극과 배꼽사이의 중간지점의 압통
- (+) Kehr 징후(비장) = 격심한 왼쪽 어깨 통증

내장기관의 신경분포와 관련통 양상

분절신경 분포	내장기	연관통
C3-5	횡경막	경추
T1-5	심장	경부 전방, 흉부
T4-6	식도	흉곽하부와 상복부
T5-6	폐	흉추
T6-10	위	상복부와 흉추
	췌장	상복부, 하부흉추, 상부요추
	담관	상복부, 흉추중간
T7-9	담낭	우상복부, 흉추좌측
	간	흉추좌측
T7-10	소장	흉추중부
T10-11	정소/난소	하복부, 천추
T10-L1	신장	요추, 복부
T10-L1 S2-4	자궁 전립선	흉요, 요천추 이행부 흉요추이행부
T11-L2 S2-4	요관	사타구니, 치골상부, 내측대퇴부
	방광	천추첨부, 치골상부

Source: From Starkey, C, Ryan, J: Orthopedic & Athletic Injury Evaluation Handbook, FA Davis, Philadelphia, 2003, page 225.

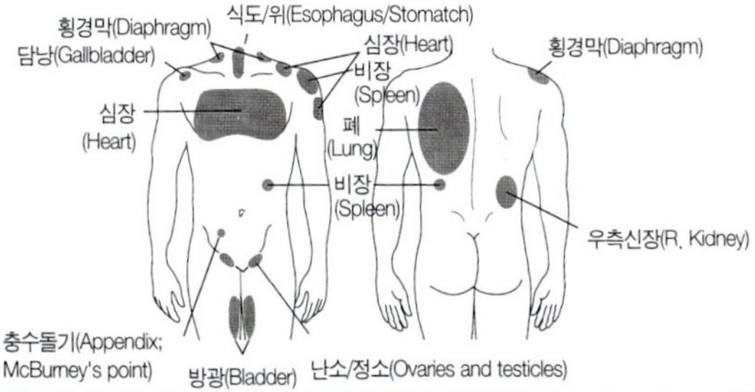

악성종양의 초기 위험 징후

"CAUTION" = 악성종양을 나타내는 신호

- **C** = 대소변 양상의 변화
- **A** = 6주안에 치유되지 않는 통증
- **U** = 비정상적인 출혈 또는 분비물
- **T** = 유방이나 기타부위의 종괴나 두꺼워짐
- **I** = 소화불량 또는 연하곤란
- **O** = 사마귀나 점의 명확한 변화
  - A = 비대칭적인 모습
  - B = 경계면의 불규칙성
  - C = 균일하지 않은 색소침착
  - D = 6 mm 이상의 직경
- **N** = 지속적으로 괴롭히는 기침 또는 쉰목소리(녹슨 색깔의 가래)
- 심부건 반사의 변화
- 근위부 근육 약화
- 야간통
- 병적 골절
- 45세 이상

운동을 그만두어야 할 심혈관계 징후

- 휴식기 심박수가 40 이하 또는 130 이상
- 불규칙 박동; 두근거림
- 시간당 6회 이상의 부정맥
- 250 mg/dL 이상의 혈당치
- 90% 이하의 산소 포화도
- 화씨 100° 이상의 체온
- 수축기혈압 > 250 또는 이완기혈압 > 120 mm Hg
- 10 mm Hg이상의 수축기혈압 감소
- 지남력 변화
- 차갑고, 축축하환, 청색증
- 혈색소치 8 g/dL 이하
- 호흡곤란; 기립성 호흡곤란
- 어지러움; 기절
- 양측 발 또는 다리의 부종
- 상지로 방사통이 동반되거나 동반되지 않는 흉통
- 여성에서 우측 이두박근 또는 흉곽 중심의 통증

주요 기관 병리의 증상과 징후

호흡기계

- 혈액을 동반하거나 동반하지 않은 기침
- 가래
- 운동시 호흡곤란
- 곤봉지
- 흉통
- 기관지 협착음
- 깊은 흡기시 통증
- 산소포화도 감소
- 신체 검사상의 징후
    - 흉막통
    - 얕은 호흡
    - 빠른 호흡수
    - 빠른 심박수
    - 각혈

간담도계

- 우상복부 통증
- 체중감소
- 복수/하지부종
- 수근관 증후군
- 간헐적 소양증
- 위약감과 피로감
- 어두운색 소변/진흙색깔의 변
- 불수의적 손떨림 = 전박부에서 뒤로 젖힌 손목을 계속 유지하지 못하고 일어나는 진전
- 황달/멍
- 견갑골사이의 흉추와 우측 어깨, 우측 견지대, 우측 견갑하 지역으로 방사되는 통증

위장관계

- 등으로 방사되는 상복부 통증
- 피가 썩이거나 검고 타르같은 변
- 위급하거나 불수의적인 배변
- McBurney 부위의 압통
- 식사와 함께 변하는 통증 양상
- 구역, 구토, 포만감
- 설사 또는 배변활동 감소
- 증상을 악화시키거나 강화시키는 음식
- 체중감소, 식욕감소

신요로계

- Murphy 검사 양성 = 신장주위의 타진
- 열
- 혈액뇨
- 흐리고 냄새나는 소변
- 통증을 동반하고 자주 계속되는 소변
- 지속되는 통증(신결석)
- 신장 부위에서 느껴지는 배부통
- 늑척추각 압통

전립선

- 50세 이상 남자
- 소변의 시작과 중단이 어려움
- 소변횟수의 변화
- 야간뇨
- 요실금/뇨를 뚝뚝 흘림
- PSA 수치 > 4 ng/mL

여성생식기계

- 주기적 통증
- 불규칙적인 생리에 동반한 비정상 출혈
- 구역, 구토
- 질분비물
- 만성 변비
- 저혈압

주의

내장관 병리를 알아내는 방법

- 담낭 = 전방으로 굴곡함
- 신장 = 이환측으로 기댐
- 췌장 = 똑바로 앉거나 앞으로 기댐
- 식도 = 삼켜본다
- 위장관 = 식사
- 심장 = 차가운 공기 또는 운동
- Renal = side bending away from the involved side

고혈당의 증상과 징후

- 혈당 > 180 mg/dL
- 피부가 건조하고 빨갛게 됨
- 과일향의 호흡 냄새
- 흐린 시야
- 어지러움
- 위약감
- 구역
- 구토
- 쥐어짜는 통증
- 소변량 증가
- 의식소실/경련

저혈당의 증상과 징후

- 혈당 < 50–60 mg/dL
- 피부가 창백하고, 차갑고, 땀이 남
- 지남력이 떨어지고 안절 부절함
- 두통
- 어눌한 말
- 빈맥
- 의식소실

천식반응

- 기침, 천명
- 흉골하 가슴 조임
- 호흡시 보조근의 사용
- 호흡수 > 24 bpm
- 최대 호흡속도 , 기준 또는 기대치의 80%
- 최대 호흡속도 증가 분무약 사용 후 15% 이상 증가

우울증의 증상과 징후

- 슬픔; 자주 반복되고 설명할 수 없는 울음
- 죄의식, 쓸모없고 희망이 없다는 감정
- 자살생각
- 수면장애
- 피곤, 기운없음; 무관심
- 식욕감퇴
- 집중력, 기억력과 판단력 감퇴

신부건 반사

등급	반응	검사방법
0	없음	상지 = 상지 검사시에 하지를 교차하고 등척성으로 다리를 벌리며 시행 하지 = 하지 검사시 환자의 손가락을 교차하고 주관절을 벌리는 방향으로 등척성으로 힘을 주며 시행한다.
1+	검소된 상태	
2+	정상	
3+	항진	
4+	반복운동을 동반한 항진	

주의

뇌신경		
신경	기능	검사방법
I. 후각	냄새	눈을 감고 냄새 식별
II. 시각	시야	한쪽 눈을 감고 시야를 측정
III. 동안신경	안구와 동공의 반응	주변시야, 시야표, 빛에 대한 반응 측정
IV. 활차	안구운동	안구를 모으고 하방으로 내리는 검사
V. 삼차	안면감각과 저작	얼굴감각과 잇몸을 악문다
VI. 외전	안구운동	중심선을 넘어 바깥으로 눈을 돌림
VII. 안면	안면근육과 미각	눈을 감고 웃는다; 단맛, 신맛, 쓴맛, 짠맛
VIII. 청신경	소리와 균형	청각; 발을 모으는 균형, 5초간 눈감고 뜨기 반복, 소리나는 부위지적 검사
IX. 설인신경	삼킴, 목소리, 구역 반사	물을 마시거나 "아" 소리냄
X. 미주신경	삼킴, 목소리, 구역 반사	설압자로 구역반사 유발
XI. 척추부신경	흉쇄유돌기근과 승모근	목을 돌리고 어깨를 으쓱함
XII. 설하신경	혀의 운동	혀를 앞으로 내밀때 방향의 전위를 관찰함

상지 신경역학 검사

정중신경 검사

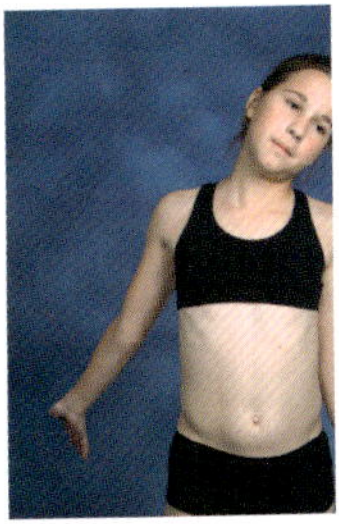

자세: 앙와위 또는 앉은 자세에서 목을 반대쪽으로 기울이고 환측의 어깨를 내린다.
방법: 주관절을 편채로 견갑골 평면 상에서 상지를 펴고 전박부를 회외전하고 손목과 손가락을 뻗는다.
결과: 양성 검사 = 상지정중 신경의 분포부위에 통증 또는 저린감

요골신경 검사

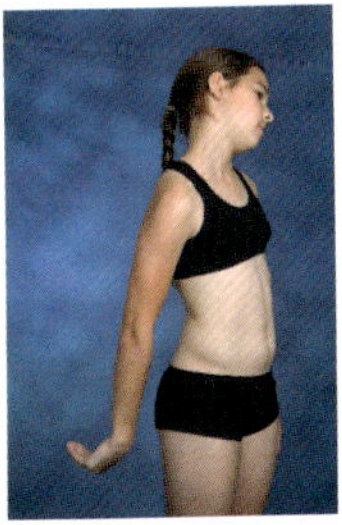

자세: 앙와위 또는 앉은 자세에서 목을 반대편으로 기울이고 환측의 어깨를 내린다.
방법: 주관절을 편채로 상지를 뻗고 전박부를 회내전하고 팔목을 굴곡하고 손가락을 뻗는다.
결과: 양성 검사 = 상지 요골신경 분포부위에 통증 또는 저린감

척골신경 검사

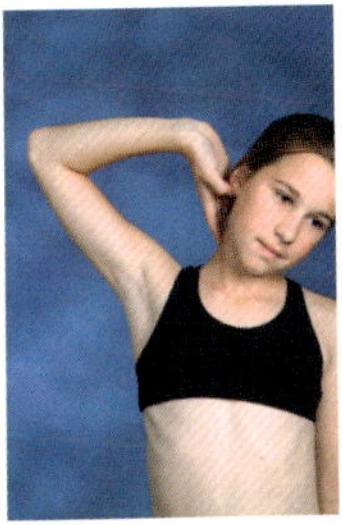

자세: 앙와위 또는 앉은 자세에서 동측 어깨를 내린다.
방법: 어깨를 90° 외회전하면서 주관절을 굴곡, 전박부를 회내전하고 손목과 손가락을 뻗고 수장부를 귀에 위치시키는 노력을 한다.
결과: 양성 검사 = 상지척골신경 분포부위에 통증 또는 저린감

상완신경총

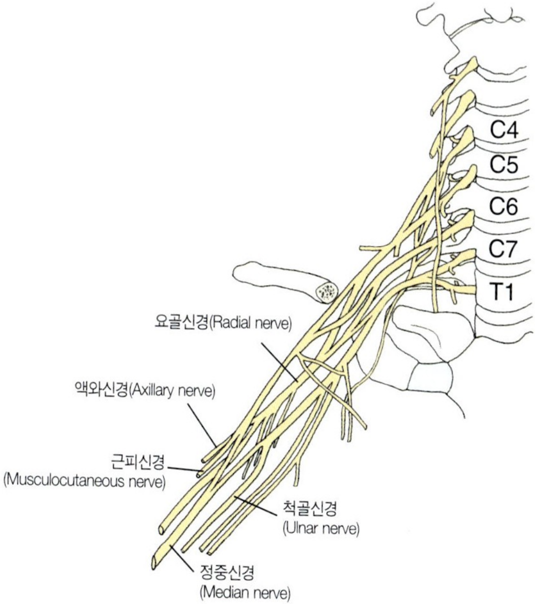
C4
C5
C6
C7
T1
요골신경(Radial nerve)
액와신경(Axillary nerve)
근피신경
(Musculocutaneous nerve)
척골신경
(Ulnar nerve)
정중신경
(Median nerve)

액와신경

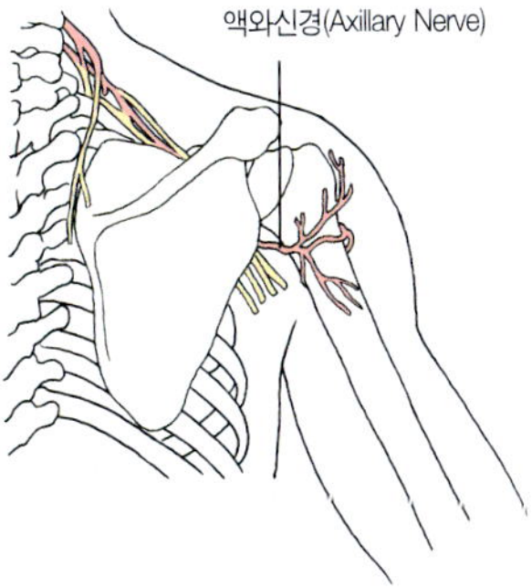

근피신경

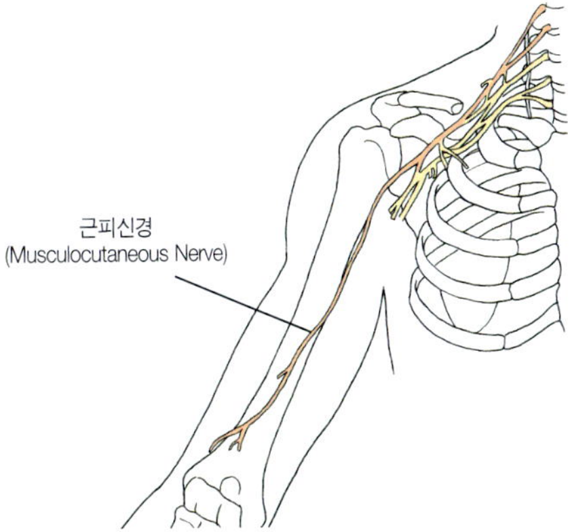

주의

요골신경

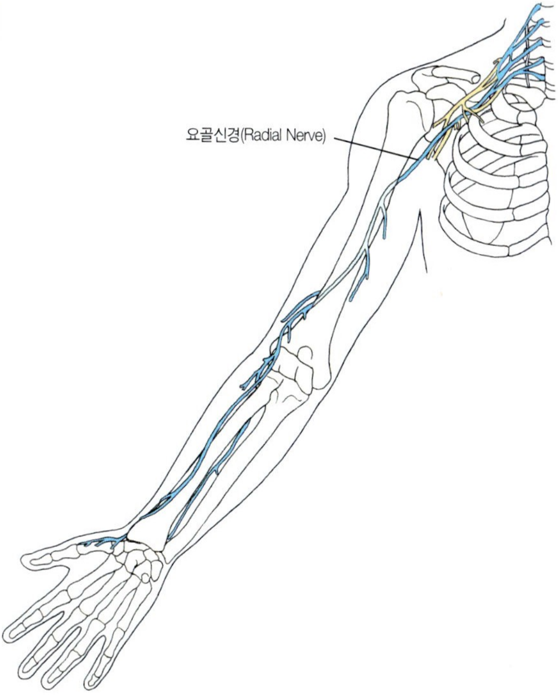

정중신경

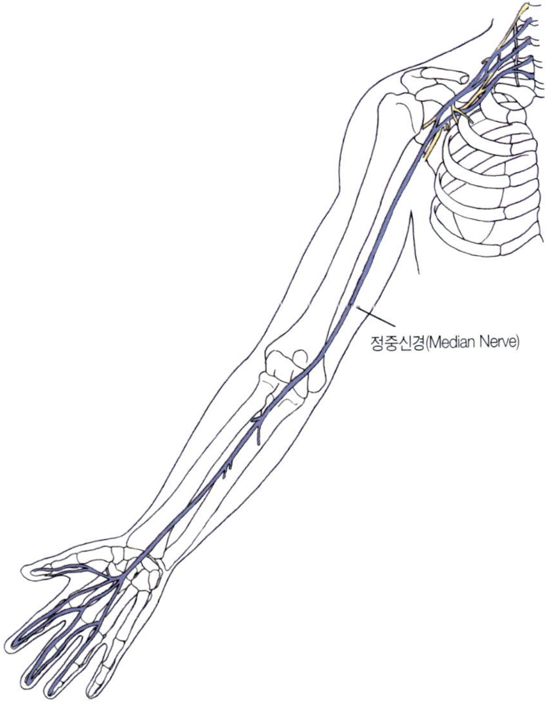

주의

척골신경

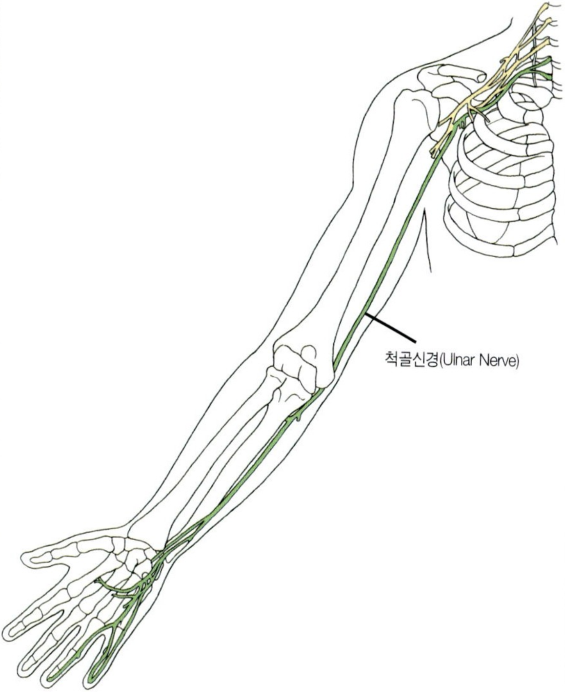

요천추신경총

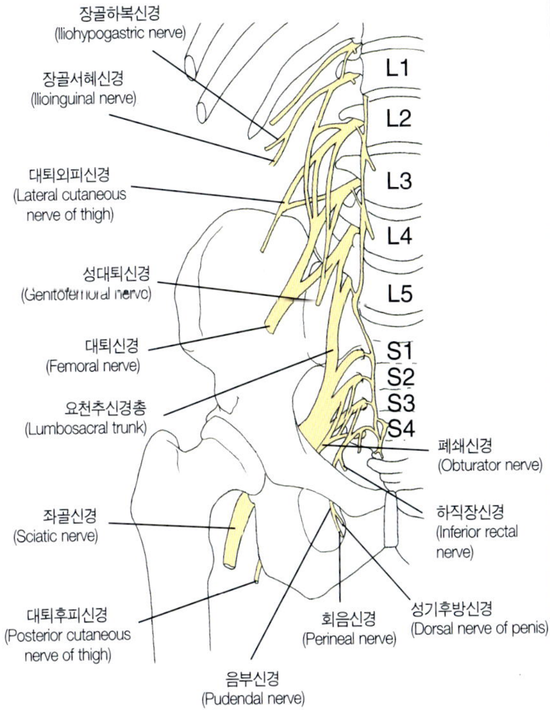
장골하복신경
(Iliohypogastric nerve)
장골서혜신경
(Ilioinguinal nerve)
대퇴외피신경
(Lateral cutaneous nerve of thigh)
성대퇴신경
(Genitofemoral nerve)
대퇴신경
(Femoral nerve)
요천추신경총
(Lumbosacral trunk)
좌골신경
(Sciatic nerve)
대퇴후피신경
(Posterior cutaneous nerve of thigh)
음부신경
(Pudendal nerve)
회음신경
(Perineal nerve)
성기후방신경
(Dorsal nerve of penis)
하직장신경
(Inferior rectal nerve)
폐쇄신경
(Obturator nerve)
L1
L2
L3
L4
L5
S1
S2
S3
S4

대퇴, 폐쇄, 좌골, 경골, 총비골신경

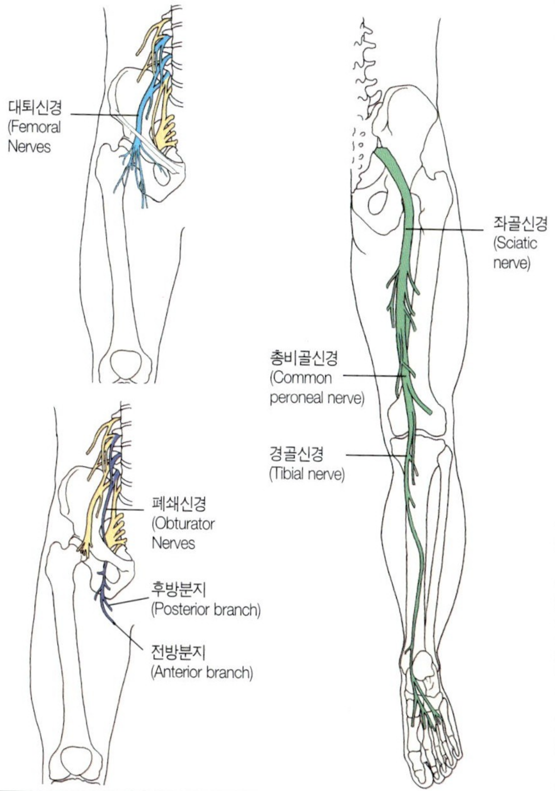

심부, 천층비골신경

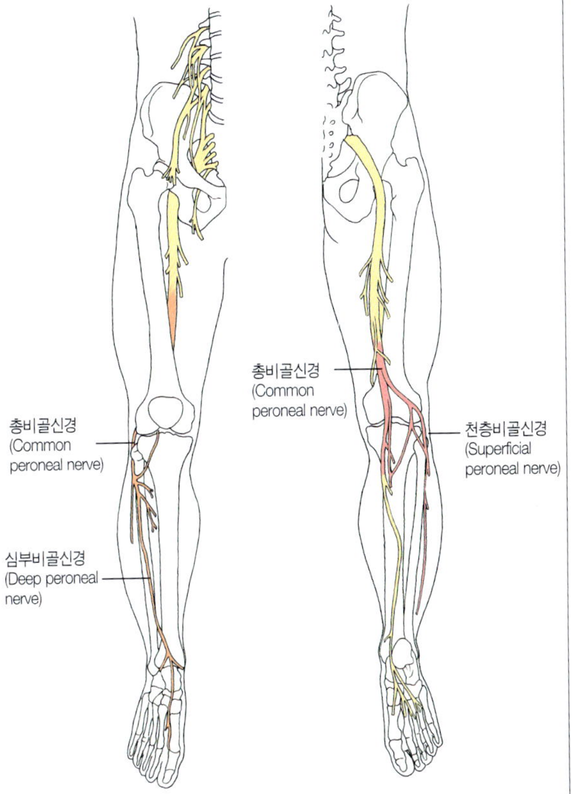
총비골신경
(Common
peroneal nerve)
심부비골신경
(Deep peroneal
nerve)
총비골신경
(Common
peroneal nerve)
천층비골신경
(Superficial
peroneal nerve)

주의

약물분류에 의한 요약

비마약성 진통제

성분명	상품명	용량	흔한 부작용
Acetaminophen	Tylenol Anacin−3 Liquiprin Panadol	325−650 mg every 4−6 hr (최대용량 4 g/day) 소아 6−8 y 5 320 mg/4 hr (최대용량 1600 mg) 4−5 y 5 240 mg/4hr (최대용량 1200 mg) 2−3 y 5 160 mg/4 hr (최대용량 800 mg) 1−2 y 5 120 mg/4 hr (최대용량 600 mg)	배앓이, 피부발진, 멍, 간장애 Px > 15 g

진통제 및 비스테로이드성 소염제				
성분명	상품명	진통용량	소염용량	흔한 부작용
ASA	Aspirin	325–650 mg/4 hr (금기: 소아)	600–900 mg/4 hr (금기 소아)	위장장애, 이명
Ibuprofen	Motrin Nuprin Advil	200–400 mg/4–6 hr 최대용량 1200 mg/day 소아 = 20–40 mg/kg/day in divided doses	300–1000 mg/ 6–8 hr 최대용량 3600 mg/day 소아 = 20–40 mg/kg/day in divided doses	위장장애, 소화불량,구역, 어지러움, 발적, 간염, 두통
Sulindac	Clinoril		150–200 mg/12 hr 최대용량 400 mg/day (금기 소아)	위장장애, 변비, 발적, 어지러움, 두통
Naproxen	Naprosyn Anaprox	500 mg 초기용량 250 mg/6–8 hr (금기: 소아)	250–500 mg/12 hr (금기 소아)	위장장애, 변비, 두통, 어지러움, 발적, 부종, 이명
Oxaprozin	Daypro		1800 mg load dose 600–1200 mg/day (금기 소아)	위장장애, 구역, 소화불량, 발적, 설사, 신장장애

(다음페이지에 계속)

진통제 및 비스테로이드성 소염제(*계속*)

성분명	상품명	진통용량	소염용량	흔한 부작용
Diflunisal	Dolobid	1000 mg 초기용량 500 mg/8–12 hr (금기: 소아)	처음 1 g load dose 이후 250–500 mg/12 hr (금기: 소아)	위장장애, 소화불량, 설사, 발적, 두통
Piroxicam	Feldene		10 mg/12 hr or 20 mg/day (금기: 소아)	위장장애, 부종, 두통, 어지러움, 발적, 간염
Indomethacin	Indocin		25–50 mg/6–8 hr 최대용량 = 200 mg/day 소아 = 1.5–2.5 mg/kg/day divided into 3–4 doses 최대용량=150–200 mg/day	위장장애, 구역, 두통, 어지러움, 기면, 변비
Etodolac	Lodine	200–400 mg/6–8 hr 최대용량 1200 mg/day (금기: 소아)	300–500 mg/8–12 hr (금기: 소아)	위장장애, 소화불량, 설사, 구역, 어지러움, 울혈성 심부전
Fenoprofen	Nalfon	200 mg/4–6 hr (금기: 소아)	300–600 mg/6–8 hr (금기: 소아)	위장장애, 구역, 변비, 두통
Ketoprofen	Orudis	25–50 mg/6–8 hr (금기: 소아)	50–75 mg/6–8 hr (금기: 소아)	위장장애, 두통, 어지러움, 간염

(다음페이지에 계속)

진통제 및 비스테로이드성 소염제(계속)				
성분명	상품명	진통용량	소염용량	흔한 부작용
Tolmentin	Tolectin		400–600 mg/8 hr 최대용량 = 2000 mg/day 소아 = 20 mg/kg/day divided in 3–4 doses	위장장애, 소화불량, 구역, 두통, 어지러움, 발적
Diclofenac	Voltaren Relafen	Initial 100 mg 50 mg/8 hr (금기: 소아)	100–200 mg/6–8 hr (금기: 소아)	위장장애, 두통, 어지러움
Nabumetone			1000–2000 mg/day (금기: 소아)	위장장애, 설사, 발적, 두통, 어지러움
Celecoxib (cox–2 inhib)	Celebrex	200 mg 1 ×/day or 100 mg 2 ×/day (금기: 소아)	200 mg 1 ×/day or 100 mg 2×/day (금기: 소아)	위장장애, 두통, 어지러움, 혈압악화
Rofecoxib (cox–2 inhib)	Vioxx	50 mg 1 ×/day up to 5 days (금기: 소아)	12.5 – 25 mg, 1 ×/day (금기: 소아)	위장장애, 혈압상승

마약성 진통제*			
성분명	상품명	용량	흔한 부작용
APAP/hydrocodone**	Vicodin Hysodan	5–10 mg/4–6 hr 2.5 or 5 hydro: 500 APAP 소아 = 0.2 mg/kg/3–4 hr	어지러움, 구역, 구토, 혈압하강, 혼돈, 변비
APAP/codeine**	Tylenol #3	15–60 mg/4 hr 30 codeine:300 APAP 소아 = 0.5 mg/kg/4–6 hr	기면, 변비, 혈압강하, 구역, 구토, 중독(2주내 저항성 생김)
APAP/oxycodone	Percocet	1 tablet/6 hr 5 oxy:325 APAP (금기: 소아)	몽롱함, 어지러움, 구역, 구토, 발적, 변비
APAP/propoxyphene**	Darvocet	25 mg/4 hr 100 mg propoxy: 650 mg APAP 간, 신장 장애시 용량 감소 (금기: 소아)	어지러움, 구역, 두통, 위약감, 구토, 변비

APAP= Acetaminophen; ASA= aspirin

**MAO 억제제와 동시 투약하지 말것

(다음페이지에 계속)

마약성 진통제* (계속)			
성분명	**상품명**	**용량**	**흔한 부작용**
ASA/codeine**	Empirin	15–60 mg every 4 hr 소아 = 0.5 mg/kg/4–6 hr 음식과 함께 복용 1 tablet/6 hr	어지러움, 두통, 구토, 위장장애, 변비, 혈압감소, 구역
ASA/oxycodone	Percodan	4.5 oxy:325 ASA (금기: 소아) 65 mg/4 hr	몽롱함, 구역, 어지러움, 구토, 변비
ASA/propoxyphene	Darvon	65 mg propoxy: 389 mg ASA & 32 mg caffeine (금기: 소아)	어지러움, 구역, 두통, 구토, 변비

APAP = acetaminophen; ASA = aspirin.

* 6–10 시간 후 금단 증상이 나타나며 5일정도 지속 됨. 몸이 쑤심, 설사, 열, 섬뜩한 느낌, 불면, 짜증, 식욕감소, 구역, 구토, 콧물, 떨림, 위경련 등의 증상을 보임.

**MAO 억제제와 동시 투약하지 말것

근이완제			
성분명	상품명	용량	흔한 부작용
Baclofen	Lioresal	5–80 mg/8 hr	초기기면, 구역, 어지러움, 두통, 위약감
Carisoprodol	Soma	350 mg tablet/6–8 hr (addictive)	기면, 어지러움, 현훈, 불안감, 불면, 두통
Chlozoxazone	Parafon Forte	250–750 mg/6–8 hr	위장관출혈, 기면, 어지러움
Cyclobenzaprine	Flexeril	10 mg/6–8 hr <60 mg/day	기면, 구갈, 어지러움 2~3주 이상 사용하지 말것
Diazepam	Valium	2–10 mg/6–8 hr Long term dependency	기면, 피로, 혈전, 혼돈, 발음이상, 두통, 변비
Methocarbamol	Robaxin	6 g/day initially then 4–4.5 g/day	몽롱함, 어지러움, 구역, 기면, 발적, 두통, 식욕감퇴, 위장장애

ACE 억제제			
성분명	상품명	용량	흔한 부작용
Captopril	Capoten	25–150 mg/8–12 hr	신장부전, 발적, 발열, 근육통
Enalapril	Vasotec	5–40 mg/day without a diuretic (↓ dose with diuretic)	피로, 두통, 어지러움, 기침
Lisinopril	Zestril	20–40 mg/day 1 dose/day	피로, 저혈압, 설사, 발적, 발기부전
	Prinnil	20–40 mg/day 1 dose/day	피로, 소화불량, 감기, 어지러움, 두통, 기침, 발적, 성욕감퇴
Fosinopril	Monopril	20–40 mg/day	피로, 두통, 설사, 어지러움, 구역, 기침
Quinapril	Accupril	40–80 mg/day in 1–2 doses/day	어지러움, 피로, 기침

칼륨 억제제			
성분명	**상품명**	**용량**	**흔한 부작용**
Diltiazem	Cardizem	초기 30–120 mg tid to start ↑ 180–240 mg/day 최대용량 360 mg/day	말초 부종, 두통, 구역, 어지러움 발적, 무력감, 부정맥
Verapamil	Calan	80–120 mg/8 hr	변비, 어지러움, 발적, 두통, 부정맥, 간기능수치 상승
Amlodipine	Norvasc	5–10 mg/day 1 dose/day	말초부종 피로, 두통, 안면홍조
	Lotrel	2.5–10 mg/day 1 dose/day	기침, 말초부종, 두통, 어지러움
Nifedipine	Procardia	10–30 mg/ 8 hr	어지러움, 안면홍조, 말초부종, 두통, 구역

베타차단제 / 항고혈압제*			
성분명	상품명	용량	흔한 부작용
Propranolol	Inderal	80–320 mg/day 12–hr dosing 투약후 12시간 정도에 혈압상승	서맥, 울혈성심부전, 몽롱함, 구역, 부정맥, 피로, 발기부전, 위약감
Atenolol	Tenormin	50–100 mg/day 1 dose/day	어지러움, 피로, 구역, 손발이 차가움, 우울, 위약감, 발기부전
Timolol	Blocadren	10–20 mg/12 hr < 60 mg/day	피로, 서맥, 사지통증, 위약감, 발기부전
Metoprolol	Lopressor	100–450 mg/day 1 dose/day	피로, 어지러움, 우울, 혼돈, 단기기억감퇴, 두통, 발기부전

*천식이 있는 환자에서 기관지 협착을 일으킬 수 있음

항 우울제

성분명	상품명	용량	흔한 부작용
Amitriptyline	Elavil	25–50 mg/8 hr < 150 mg/day	위약감, 혼돈, 구갈, 요저류, 변비, 시야 흐림과 혈압상승
Desipramine	Norpramin Pertofrane	100–200 mg/day	위약감, 혼돈, 구갈, 요저류, 변비
Doxepin	Sinequan Adapin Zonalon	25–50 mg/day < 150 mg/day	위약감, 혼돈, 구갈, 요저류, 변비, 시야 흐림과 혈압상승
Bupropion	Wellbutrin Zyban	100 mg/8–12 hr 150–300 mg/day	불면, 안절부절, 구갈, 구역, 두통, 구토
Fluoxetine*	Prozac	20 mg in 1 dose 60 mg/day	불면, 불안, 기면, 두통, 설사, 성기능장애
Sertraline*	Zoloft	50–200 mg/day (1 dose)	불면, 어지러움, 기면, 피로, 두통, 설사, 구갈, 성기능장애

* MAO 억제제와 동시 복용하지 말것.

Abbreviations & Symbols Specific to Orthopedics

Please note: This list is not comprehensive and is subject to modification by various facilities to meet the needs of their patient population.

A . . . . . . assistance
$\bar{a}$ . . . . . . before
AAA . . . . abdominal aortic aneurysm
AAROM . . active, assistive range of motion
Abd . . . . abduction
ABG . . . . arterial blood gases
AC . . . . . acromioclavicular; before meals
ACL . . . . anterior cruciate ligament
Add . . . . adduction
ADL . . . . activities of daily living
ad lib . . . as desired
AE . . . . . above elbow
afib . . . . . atrial fibrillation
AFO . . . . ankle foot orthosis
AK . . . . . above knee
AMA . . . . against medical advice
amb . . . . ambulation
ANS . . . . autonomic nervous system
AP . . . . . anterior–posterior
APL . . . . abductor pollicis longus
ARD . . . . adult respiratory distress
AROM . . . active range of motion
ASA . . . . aspirin
ASCVD . . atherosclerotic cardiovascular disease
ASIS . . . . anterior superior iliac spine
ATFL . . . anterior talofibular ligament
A–V . . . . arteriovenous
B . . . . bilateral
B&B . . . . bowel & bladder
BBB . . . . bundle branch block
BE . . . . . below elbow
bid . . . . . twice daily
BK . . . . . below knee
BM . . . . . bowel movement
BMI . . . . . body mass index
BMR . . . . basal metabolic rate
BOS . . . . base of support
BP . . . . . blood pressure
BRP . . . . bathroom privileges
BS . . . . . breath sounds
BUN . . . . blood urea nitrogen
Bx . . . . . . biopsy
$\bar{c}$ . . . . . . with
Ca . . . . . cancer
CABG . . . coronary artery bypass graft
CBC . . . . complete blood count
CC . . . . . chief complaint

C-C .... coracoclavicular
CCE .... clubbing, claudication, edema
CHF .... congestive heart failure
CHI .... closed head injury
CKC ... closed kinetic chain
CMC ... carpometacarpal
CN .... cranial nerve
CNS .... central nervous system
CO ..... cardiac output
c/o ..... complaints of
COPD ... chronic obstructive pulmonary disease
CP ..... cerebral palsy
CP ..... chest pain
CPM .... continuous passive motion
CPP .... closed packed position
CPR .... cardiopulmonary resuscitation
CSF .... cerebral spinal fluid
CT ..... computed tomography
CTS .... carpal tunnel syndrome
C-tx .... cervical traction
CVA .... cerebral vascular accident
CXR .... chest x-ray
D/C ..... discharge
DDD .... degenerative disc disease
DF ..... dorsiflexion
DIP ..... distal interphalangeal
DJD .... degenerative joint disease
DM ...... diabetes mellitus
DOB ..... date of birth
DOE ..... dyspnea on exertion
DSD ..... dry sterile dressing
DTR ..... deep tendon reflexes
DVT ..... deep vein thrombosis
Dx ..... diagnosis
ECG, EKG electrocardiogram
EEG ..... electroen-cephalogram
EMG .... electromyogram
ENT ..... ear, nose, throat
EOMI .... extraocular motion intact
EPB ..... extensor pollicis brevis
ER ...... external rotation
ESR ..... erythrocyte sedimentation rate
ETOH ... ethyl alcohol
ev ..... eversion
Ex ...... exercise
Ext ...... extension
F .... frequency
FAQ ..... full arc quads
FB ...... feedback
f/b ...... followed by
FCU ..... flexor carpi ulnaris
FDP ..... flexor digitorum profundus
flex ...... flexion
FOOSH .. fall on outstretched hand
FPL ..... flexor pollicis longus
FRC ..... functional residual capacity
FUO ..... fever of unknown origin

FVC .... forced vital capacity
FWB .... full weight bearing
Fx .... fracture
f/u .... follow–up
GB ..... gall bladder
GI ...... gastrointestinal
Grav I ... number of pregnancies (para 5 births)
GSW ... gunshot wound
GTO .... Golgi tendon organ
h/a ..... headache
H&H .... hematocrit & hemoglobin
Hct ..... hematocrit
HEENT .. head, ears, eyes, nose, throat
Hgb .... hemoglobin
HNP .... herniated nucleus pulposus
H/O ..... history of
HOB .... head of bed
HP ..... hot pack
HPI ..... history of prior illness
HR ..... heart rate
HTN..... hypertension
Hx ...... history
I .... independent
I + D ... incision & drainage
I + O ... input & output
ICS ..... intercostal space
ICU ..... intensive care unit
IDDM ... insulin dependent diabetes mellitus
I/E ratio .. inspiratory/ expiratory ratio
IM ...... intramuscular
inv ..... inversion
IP ...... interphalangeal joint
IR ...... internal rotation
ITB ..... iliotibial band
IV ...... intravenous
JRA .... juvenile rheuma–toid arthritis
JVD .... jugular vein distension
KAFO ... knee ankle foot orthosis
KUB .... kidney, ureter, bladder
L ...... left
LBP .... low back pain
LBQC ... large–base quad cane
LCL .... latoral collateral ligament
LDH .... serum lactic dehydrogenase
LE ...... lower extremity
LKS .... liver, kidney, spleen
LLB ..... long leg brace
LLC .... long leg cast
LLQ .... left lower quadrant
LMN .... lower motor neuron
LOC .... loss of consciousness
LOS .... length of stay
LP ...... lumbar puncture
LTG .... long–term goal
LUQ .... left upper quadrant
MAFO ... molded ankle foot orthosis
MAL .... midaxillary line
MAO .... monoamine oxidase

max .... maximum
MCL .... midclavicular line
MCL .... medial collateral ligament
MCP .... metacarpal phalangeal
MH ..... moist heat
MI ...... myocardial infarction
min ..... minimum
mm .... muscle
MMT .... manual muscle test
mod .... moderate
MOI .... mechanism of injury
MRI ..... magnetic resonance imaging
MS ..... multiple sclerosis
MTP .... metatarsal phalangeal
MTrP .... myofascial trigger point
MVA .... motor vehicle accident
MWD ... microwave diathermy
n/a ..... not applicable
N + V ... nausea & vomiting
NAD .... no acute distress
NCV .... nerve conduction velocity
ng ...... nasogastric
NKA .... no known allergies
NKDA ... no known drug allergies
nn ...... nerve
NPO .... nothing by mouth
NSA .... no significant abnormality
NSAID .. nonsteroidal anti-inflammatory drug
NSR .... normal sinus rhythm
O_2 ...... oxygen
OA ..... osteoarthritis
OKC .... open kinetic chain
OOB .... out of bed
OPP..... open packed position
ORIF .... open reduction, internal fixation
OT ...... occupational therapy
$\bar{p}$ ...... after
PA ..... posterior-anterior
P + A ... percussion & auscultation
PCL .... posterior cruciate ligament
PD ..... postural drainage
PE ..... pulmonary embolus
PERLA .. pupils equal reactive to light accommodation
PF ...... plantar flexion
PFT ..... pulmonary function tests
PID ..... pelvic inflammatory disease
PIP ..... proximal interphalangeal
PIVM .... passive intervertebral motion

PMH .... past medical history
PNF .... proprioceptive neuromuscular facilitation
PO ..... by mouth
PR ..... pulse rate
PRE .... progressive resistive exercises
prn ..... as necessary
PROM .. passive range of motion
PSIS .... posterior superior iliac spine
pt ...... patient
PTB .... patellar tendon bearing
PTFL ... posterior talofibular ligament
PWB .... partial weight bearing
Px ...... problem
q2° ..... every 2 hours
R .... right
RA ..... rheumatoid arthritis
RCL .... radial collateral ligament
RHD .... rheumatic heart disease
RLQ .... right lower quadrant
r/o ...... rule out
ROM .... range of motion
ROS .... review of systems
RR ..... respiratory rate
RUQ .... right upper quadrant
Rx ..... treatment
S ...... supervision
$\bar{s}$ ..... without
S1 ..... first heart sound
S2 ..... second heart sound
SAQ .... short arc quad
SBQC ... small base quad cane
SC ..... straight cane
S-C .... sternoclavicular
SCI ..... spinal cord injury
SCM .... sternocleido-mastoid
SED .... sedimentation rate
SGOT ... serum glutamic-oxaloacetic transaminase
SI ...... sacroiliac
SLAP ... superior labrum anterior to posterior
SLB .... short leg brace
SLP .... speech & language pathology
SLR .... straight leg raises
SOB .... short of breath
s/p ..... status post
SPC .... single-point cane
STG .... short-term goal
SV ...... stroke volume

SWD .... short wave diathermy
Sx ...... symptoms
S & S ... signs & symptoms
TB ...... tuberculosis
TBI ..... traumatic brain injury
TE ...... therapeutic exercise
TENS ... transcutaneous electrical neuromuscular stimulation
TFCC ... triangular fibrocartilage complex
TFL ..... tensor fascia latae
TFM .... transverse friction massage
THA .... total hip arthroplasty
THL .... transverse humeral ligament
THR .... total hip replacement
tid ...... three times daily
TKA .... total knee arthroplasty
TKE .... terminal knee extension
TKR .... total knee replacement
TLC .... total lung capacity
TMJ .... temporomandibu-lar joint
TOS .... thoracic outlet syndrome
TPR .... temperature, pulse, respiration
TPR .... total peripheral resistance
TTP ..... tender to palpation
TTWB ... toe touch weight bearing
TV ...... tidal volume
Tx ...... treatment or traction
UCHD .. usual childhood disease
UCL .... ulnar collateral ligament
UE ..... upper extremity
ULNT ... upper limb neuro-dynamic test(s)
UMN .... upper motor neuron
US ..... ultrasound
UTI ..... urinary tract infection
UV ..... ultraviolet
VC ..... vital capacity
VMO .... vastus medialis obliquus
V/O ..... verbal order
VPC .... ventricular precontraction
VS ...... vital signs
VTO .... verbal telephone order
WBAT ... weight bearing as tolerated
WBQC .. wide-base quad cane
WBTT ... weight bearing to tolerance
WC ..... wheelchair
WFL .... within functional limits
WNL .... within normal limits
WP ..... whirlpool
XCT .... chemotherapy
XRT .... radiation therapy

yo ...... years old

1° ...... primary

2° ...... secondary

< ...... less than

> ...... greater than

↑ .... increase

↓ .... decrease

|| .... parallel

내과적 징후들

심낭염
- 날카로운 전방흉통과 견통
- 체온, 심박수, 호흡수상승

심근허혈
- 목, 턱, 좌측상지와 가슴통증
- 운동시 숨참
- 심계항진
- 혈압상승
- 기절

호흡기계병리
- 목, 어깨, 흉부중간통증
- 기침
- 발열
- 얕은 호흡, 호흡수 증가

우측어깨, 견갑부 통증의 원인
- 담석
  - 임신 후기
  - 여성
  - 비만
  - 40대
  - 겉으로는 건강해 보임
  - 헛배부름
- 소화성궤양(견갑골의 외측연)
- 횡경막
- 간농양, 간종양

좌측 어깨 통증의 원인
- 심근경색
- 횡경막
- 비장파열
- 췌장

어깨 통증 & 장애 지수 (SPADI)

통증지수 : 통증이 얼마나 심한가? 0 = 무통- - - - - - - - - - - - - - - - - -10 = 상상할 수 있는 가장 심한 통증	
■ 가장 심할때의 통증은 어느 정도인가?	
■ 이환 부위를 아래 두고 누울 때 통증은?	
■ 높은 곳에 손을 뻗을 때 통증은?	
■ 목뒤를 만질 때 통증은?	
■ 이환된 쪽 팔로 밀 때의 통증은?	
장애지수 : 얼마나 많이 불편한가? 0 = 무통- - - - - - - - - - - - - - - - - -10 = 상상할 수 있는 가장 심한 통증	
■ 머리를 감을 때 불편함은?	
■ 등을 씻을 때 불편함은?	
■ 내의나 스웨터를 입을 때 불편함은?	
■ 단추를 잠그는 웃옷을 입을 때 불편함은?	
■ 바지를 입을 때 불편함은?	
■ 높은 곳에 물건을 둘 때 불편함은?	
■ 10파운드의 물건을 들고 갈 때 불편함은?	
■ 뒷주머니에서 물건을 꺼낼 때 불편함은?	
통증지수 점수: **장애 지수 점수:**	**총 점수:**

점수: 전체 점수를 더한 후 항목의 수로 나누어 준다. 만일 항목을 적용할 수 없다고 생각되면 점수를 계산하지 않는다. 전체 점수에 100을 곱한다. 점수가 높을 수록 장애가 심하다.

Source: Adapted from: Lewis C, Wilk K, Wright R. The Orthopedic OutcomesTool Box. Virginia: Learn Publications.

연관통 양상

근육 연관통 양상

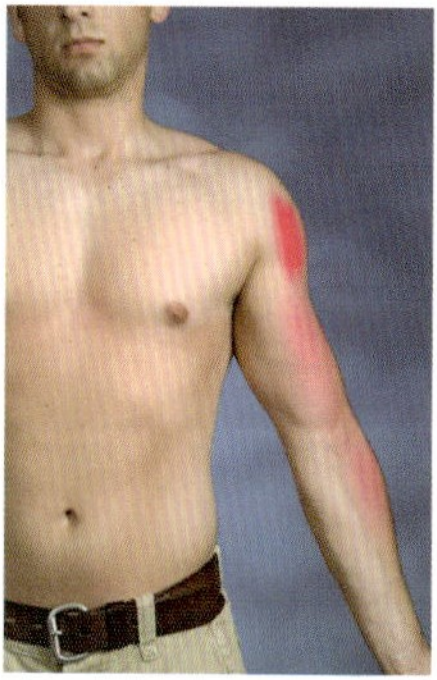

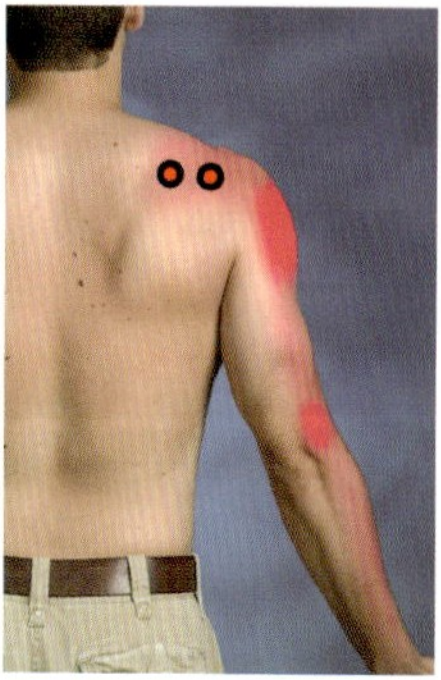

극상근(Supraspinatus)

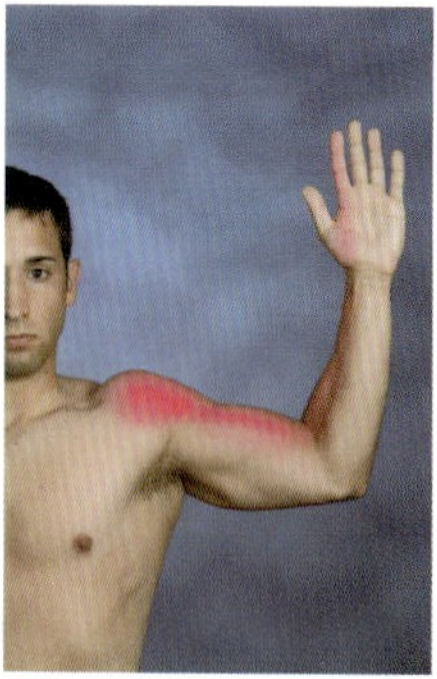

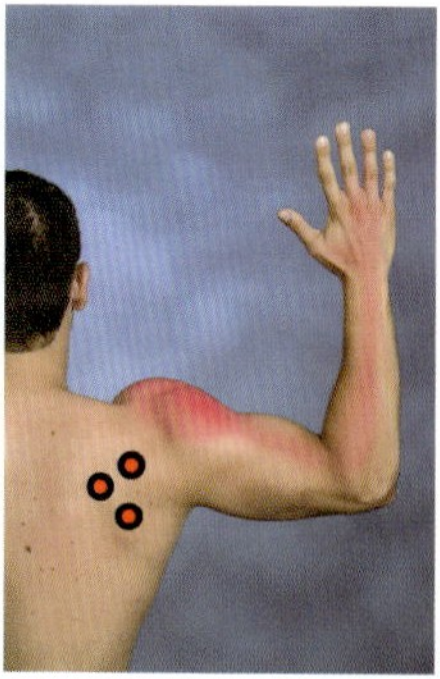

극하근(Infraspinatus)

견갑하근(Subscapularis)

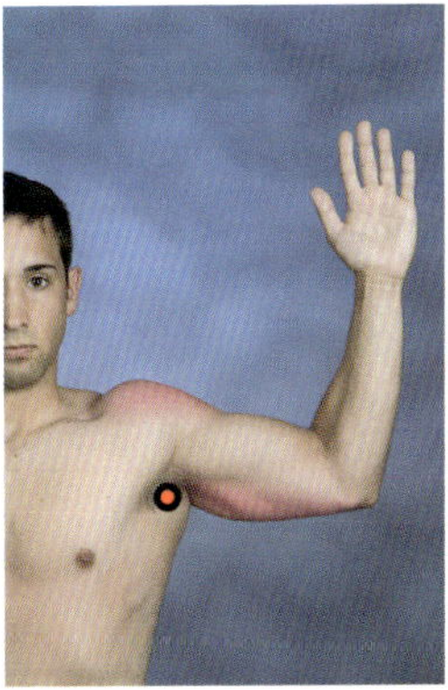

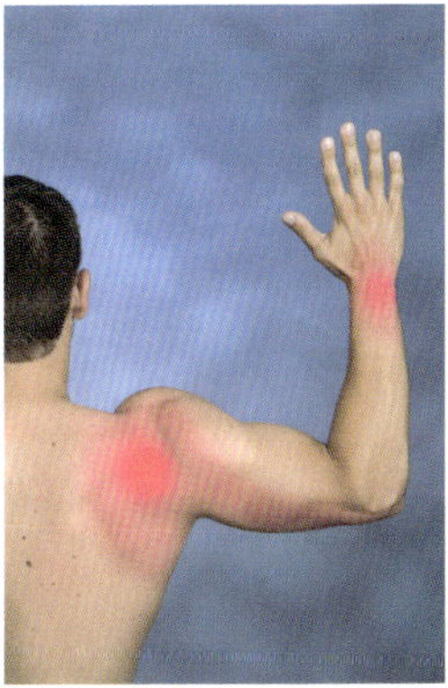

소원형근(Teres minor)

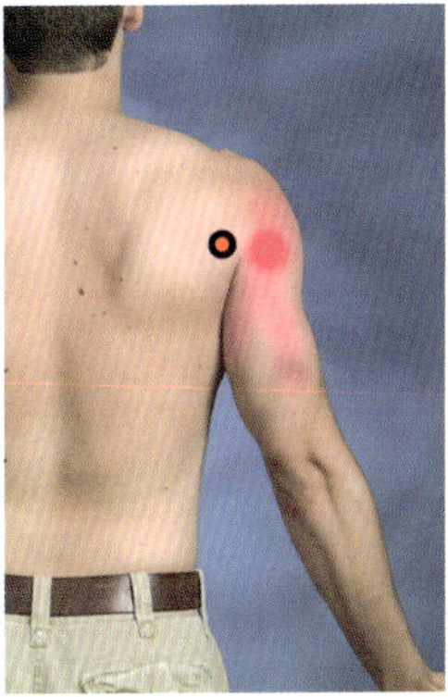

이두박근(Biceps Brachii)

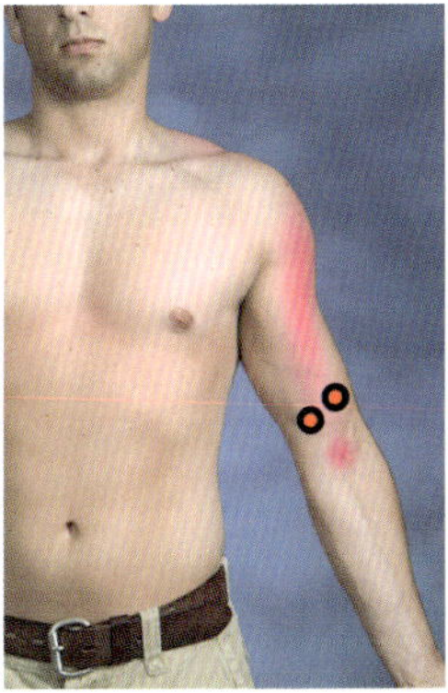

촉진방법

회전근개

	표면 촉진	검사명	시행방법	양성결과
극상근	최대 신전과 내회전한 상태로 상지를 등에 붙이고 견봉쇄골관절 앞에서 극상근와에서 극상근건까지 촉진한다.	조브검사 빈깡통(Empty can) 징후	견갑골과 같은 평면에서 상지를 내회전 후 90°까지 올리며 저항을 주고 버틴다.	통증 또는 위약감
		가득찬 깡통(Full can) 징후 빈깡통검사보다 신뢰성과 특이성이 높다.	견갑골과 같은 평면에서 상지를 외회전 후 90°까지 올리며 저항을 주고 버틴다.	통증 또는 위약감
극하근	팔을 아래에 둔 채로 복와위를 취하고 견봉의 외측과 후방을 촉지한다 (견봉의 아래 부위까지)	낙하 징후 (Dropping sign)	어깨를 45° 내회전 하고 주관절을 90°굴곡한 후 저항을 이기면서 외회전 한다.	통증 또는 위약감

회전근개 (계속)				
	표면 촉진	검사명	시행방법	양성결과
견갑하근	옆으로 누운 상태에서 이완된 상지를 밀어내고 견갑골 외측연과 겨드랑이 아래에 무지를 움직이면서 촉지한다.	Gerber의 거상 징후	손을 요추위에 위치시키고 저항을 이기며 내회전 시킨다 (파열이나 일부 손상이 의심갈 때 충돌증후군이 있을 때 유용한 검사)	통증이 유발되거나 손을 등에서 뗄 수 없을 경우
		복부 압박 또는 나폴레옹 징후 (Napoleon's sign)	손을 배위에 댄 후 힘을 주어 배를 누른다.	통증이나 내회전이 불가능할 때나 상지의 거상을 유발하고 배를 누르고자 할 때
소원형근	옆으로 주관절을 바닥에 놓고 누운채로 극하근 아래를 촉지한다.	뿔나팔수 징후, 1형 (Hornblower's #1)	견갑절을 90° 외전하고 주관절을 90° 굴곡한다.	통증 또는 외회전하고 상지를 올리고 있는 동작을 유지하지 못한다.
		뿔나팔수 징후, 2형 (Hornblower's #2)	견갑절을 90°외전하고 주관절을 90°굴곡하며, 뿔나팔을 부는 것처럼 입으로 손을 가져간다.	통증 또는 외회전하고 상지를 올리고 있는 동작을 유지하지 못한다.

관절 운동 범위

회전 제한

- 머리위를 지나서 등을 따라 가능한 많이 내려가고 손가락이 미치는 회전 부족. 가장 아래 부위에 표시한다.
- 아래에서 부터 등을 따라 가능한 많이 올리고 가장 윗부분에 표시한다.
- 표시된 두 지점 사이의 거리를 구하고 이것이 회전 부족이 된다.

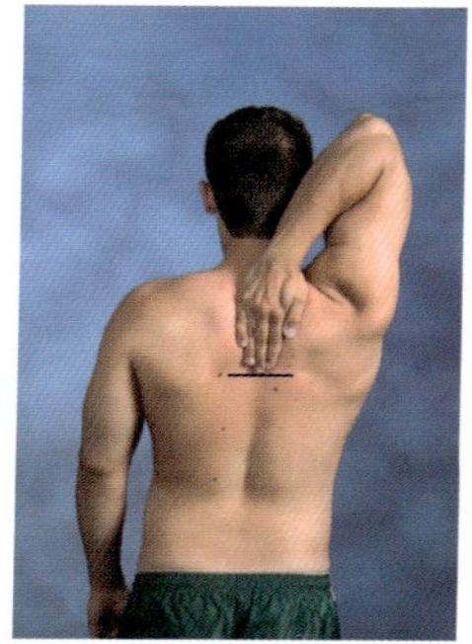

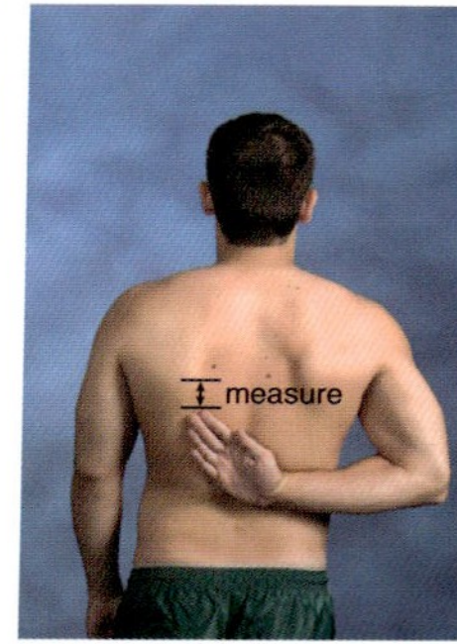

빠른 스크리닝을 위한 Apley 스크래치 검사

3가지 요소:

1. 손을 반대편 어깨에 올린다.
2. 손을 반대편 견갑골 후방에 놓는다.
3. 손을 반대편 견갑골의 하방각에 놓는다.

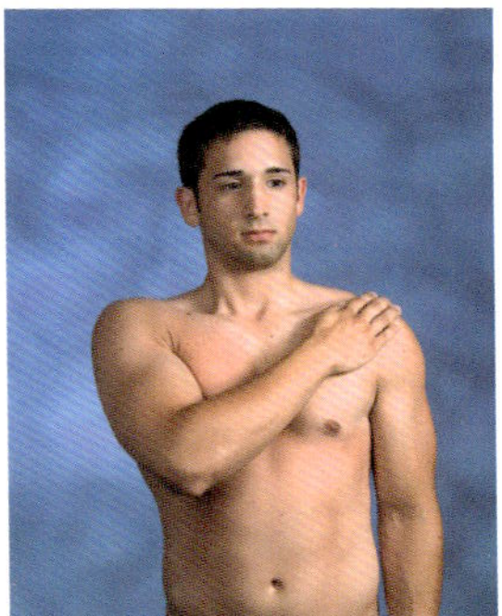

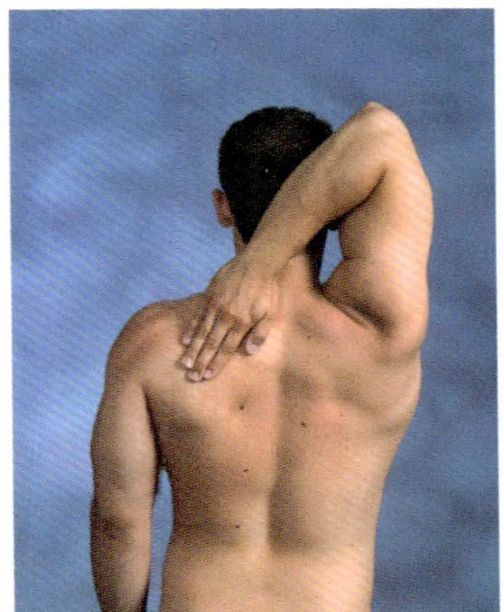

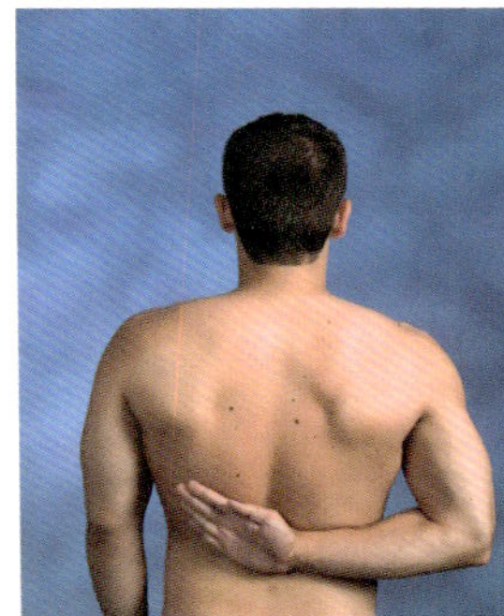

관절낭 양상		
관절낭 긴장의 위치	운동제한	운동 소실
후방 관절낭	■ 수평내전, 내회전, 최대굴곡시 굴곡각 감소	■ 외회전 약화 ■ 관절낭 안정성 악화
후하방 관절낭	■ 후방 미끄러짐 감소 ■ 거상, 내회전, 수평내전 감소	
후상방 관절낭	■ 내회전 감소	
전상방 관절낭	■ 최대굴곡시 굴곡각 감소, 신전, 외회전, 수평외전 감소	■ 회전근개약화(Weak RC) ■ 상지 신경역학 검사양성((+) ULNT) ■ 야간통(Night pain)
전방관절낭	■ 외전, 신전, 외회전, 수평외전감소	

견관절의 골동력학

정상 관절운동 범위	개방적 자세	폐쇄적 자세	정상관절 종말 느낌 양상	비정상관절 종말 느낌양상
거상 165–1708 내회전/외회전 전체 180° 견갑상완 운동비 2:1 (120°:60°)	55–70° 외전– 30° 수평외전	최대외전 및 외회전	*굴곡* = 탄력적, 단단한– 골성접촉 *외전* = 탄력적 *견갑골 평면 거상* = 탄력적 *내회전/외회전* = 탄력적/단단함 *수평내전* = 연부조직 *신전* = 단단함 *수평외전* = 단단함/탄력적	비어있는 느낌 = 견봉하점 액낭염 딱딱한 관절낭 = 동결견 관절낭 구축 양상 = 외회전 > 외전 > 내회전

견관절 운동의 관절 동역학			
견갑상완관절	오목한 면: 관절와 볼록한 면: 상완골두	*상지 거상 촉진:* 상완골두의 후방 회전	*상지 외전 촉진 :* 상완골두의 상방구름과 하방 미끄러짐
		상지 내회전 촉진: 상완골두의 전방 구름과 후방 미끄러짐	*상지의 외회전 촉진:* 상완골두의 후방구름과 전방 미끄러짐
		상지의 수평 내전 촉진 : 상완골두의 내측으로 구름과 상완관절와 외측으로 미끄러짐	*상지의 수평외전 촉진:* 상완골두가 외측으로 구르며 관절와에서 내측으로 미끄러짐
흉쇄관절	볼록한 면: 내측쇄골 오목한 면: 연골판과 흉골	*상지 거상 촉진:* 외측 쇄골의 상방 구름과 내측 쇄골이 흉골과 연골판에 대해 하방으로 미끄러짐	*상지 하강 촉진:* 외측쇄골이 하방으로 구르고 내측 쇄골이 흉골과 연골판에 대해 상방으로 미끄러짐
	오목한 면: 내측쇄골과 연골판 볼록한 면: 흉골	상지 움츠림 촉진 : 내측쇄골과 골판이 흉골에 대해 후방으로 구르며 미끄러짐	*상지 내뻗기 촉진:* 내측쇄골과 연골판이 흉골에 대해 전방으로 구르며 미끄러짐

근력과 기능

견갑부의 짝힘

- 거상 = 승모근, 능형근, 전거근
- 상방회전 = 상방 또는 하방 승모근과 전거근
- 외전 = 극상근, 견갑하근과 삼각근
- 하방 회전 = 하방승모근, 광배근과 소흉근
- 상완골두의 안정 = 회전근개와 이두박근의 장두

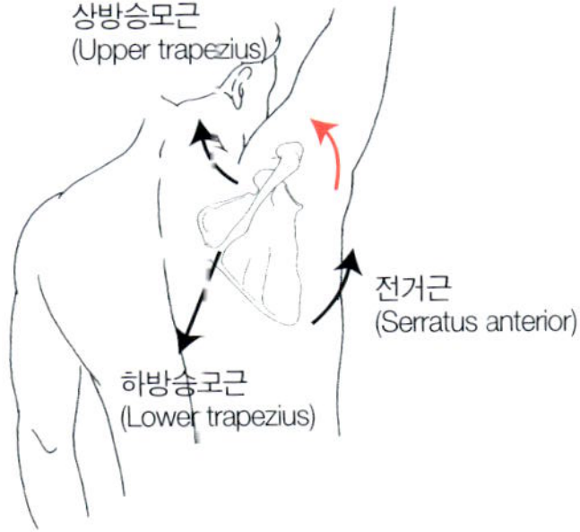

견갑골의 상방회전
(Upward scapular rotation)

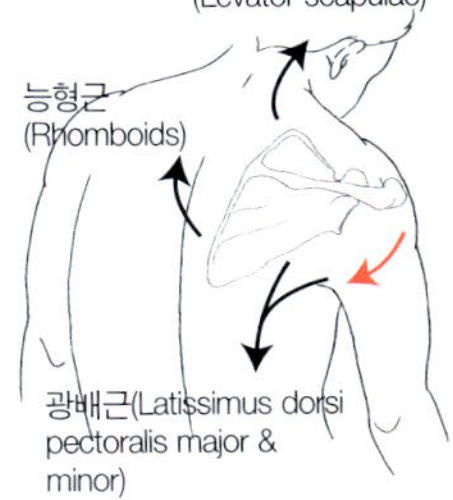

견갑골의 하방회전
(Downward scapular rotation)

경추의 신경근육 관계				
신경근	신경	근육	감각	반사
C3-4	부척추신경	승모근	Ø	Ø
C5	후방견갑신경	견갑거근 승모근	Ø	Ø
C5-6	외흉신경	대흉근 소흉근	Ø	Ø
C5-6	하견갑 신경	견갑하근 대원형근	Ø	Ø
C5-6	장흉신경	전거근	Ø	Ø
C5-6	상견갑신경	극상근 극하근	견관절 상방	Ø
C5-6	액와신경	삼각근 소원형근	삼각근 견관절 전방	Ø
C5-7	근피신경	오훼완근 이두박근과 상완근	전완부 외측	이두박근
C5-T1	요골신경	삼두박근 손목신전/수지굴곡	수부의 배부	삼두박근
C6-7	흉배신경	광배근	Ø	Ø

상완신경총, 신경근, 근육과 기능			
신경	신경근	근육	기능
요골신경	C5–8, T1	주근, 요상완, 장요측수근신근, 단요측수근신근, 수지신근, 장무지신근, 척측수근신근, 사지신근, 소지신 근	■ 약한 회외, 수근신전, 수지굴곡, 무지외전 ■ 수근 안정화가 되지 않으면 주먹쥠이 약화됨
정중신경	C6–8, T1	원형 회내근, 요측수근굴곡근, 장장근, 천수지굴곡근, 장무지굴곡근, 방형회내근, 무지구, 외측 2개의 충양근	■ 약한 회내, 수근굴곡과 요측전위 ■ 약한 무지 굴곡과 외전 ■ 약한 주먹쥠과 집게 동작 ■ 원숭이의 손
척골신경	C7–8, T1	척측수근굴곡근, 단장근, 소지구, 무지내전근, 내측 2개의 충양근, 골간근	■ 약한 수근굴곡과 척측전위 ■ 약한 제 5 수지 굴곡 ■ 약한수지 내전 및 외전 ■ Benediction 징후

특수검사

상지 신경역학 검사

■ 11페이지 참조

견관절 검사

HAWKINS/KENNEDY 검사

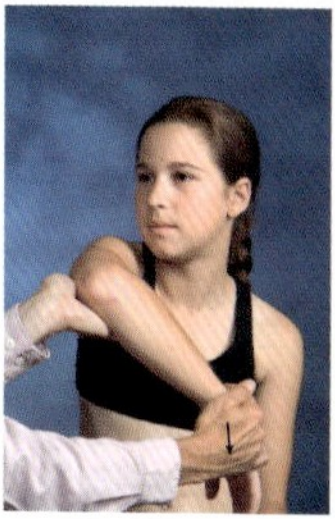

목적: 충돌 검사
자세: 의자에 앉음
방법: 견관절 90°굴곡, 최대 내회전함
해석: 양성 검사 = 대관절과 오구견봉사이에서 극상근이 충돌하여 통증발생

NEER 검사

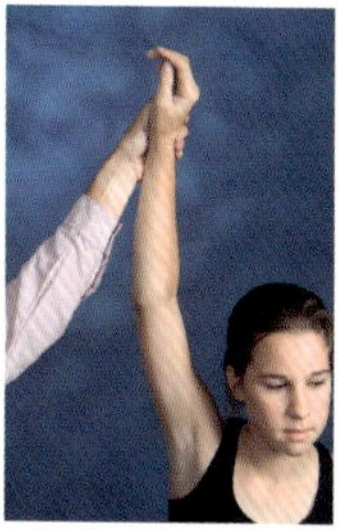

목적: 충돌 검사
자세: 의자에 앉음
방법: 수동적으로 상완골 내회전자세에서 상지를 완전 굴곡함
해석: 양성 검사 = 통증은 극상근 또는 이두박근의 장두의 충돌근 발생

충돌해소 검사

목적: 충돌을 확진
자세: 의자에 앉음
방법: 상지를 Neer 자세로 위치시키기 전에 상완견갑관절에서 하방으로 미끄러 내림
해석: 양성 검사 = 아래로 미끌어 내리는 동작에 의해 통증이 줄어들거나 사라지면 양성

NOTE: 충돌증후군 = Neer's, Hawkins–Kennedy Yocum's = 적합한 정확도; 다양한 모든 스크리닝 테스트를 시행하도록 한다

빈깡통/가득찬깡통 검사 (극상근 — 42페이지)

낙하징후 (극하근 — 42페이지)

GERBER'S 거상 징후 (견갑하근 — 43페이지)

복부압박 또는 나폴레옹 징후 (견갑하근 — 43페이지)

뿔나팔수의 징후 (PATTE'S 검사) (소원형근 — 43페이지)

고랑징후(SULCUS SIGN)

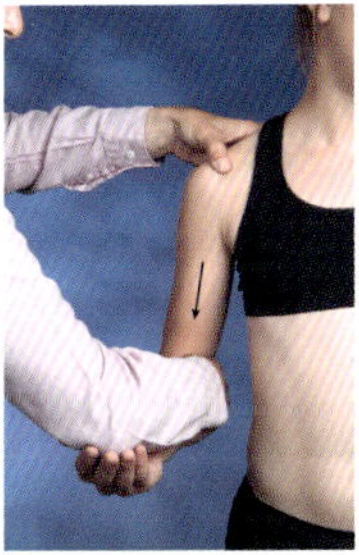

목적: 하방불안정성이나 견봉쇄골의 관절의 상태평가
자세: 주관절을 90° 굴곡하고 견관절을 중립위치에 놓는다.
방법: 견관절면을 촉지하면서 전완부를 지렛대로 사용하며 힘을 주어 상완골을 아래로 당긴다.
해석: 양성 검사 = ≥ 1 손가락 두께의 공간이 견관절과 견봉쇄골 사이에 느껴질 때

불안정염려 검사

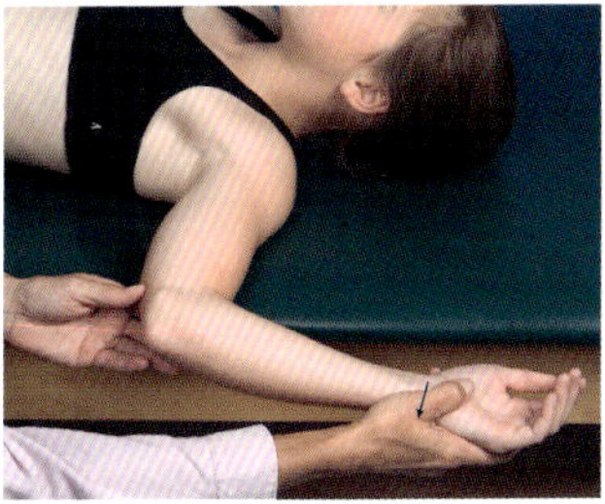

목적: 전방 불안정성에 대한 평가
자세: 앙와위
방법: 견관절을 90° 외전하고 외회전하기 시작한다
해석: 양성 검사 = 환자가 통증이나 전방 탈구의 느낌을 받는 상태느껴질 때

밀고당기기 검사

목적: 후방관절낭 불안정 검사
자세: 상자를 90° 외전하고 주관절을 90° 굴곡한다.
방법: 상완골을 아래로 밀면서 요척골을 잡아 당긴다.
해석: 양성 검사 = > 50% 이상 후방으로 전위되거나 통증이 유발될 때

갑자기 밀기 검사(Jerk test)

목적: 후방불안정성 측정
자세: 앉은 자세에서 상지를 내회전하고 90° 굴곡한다 ; 상흉부를 밀리지 않게 안정시킨다.
방법: 환자의 주관절을 잡고 상완골을 근위부를 밀며 이 때 상지는 수평내전 방향으로 움직이도록 한다.
해석: 양성 반응= 상완골두가 후방탈구되면서 확빠지는 느낌이든다. 상지가 외전된 상태로 돌아올 때 상완골두가 갑자기 정복되며 이차 clunk 발생

이두박근 부하검사(Biceps load test)

목적: 관절와순평가
자세: 앙와위로 관절을 90-120° 외전하고 주관절을 90° 굴곡한다.
방법: 이두박근에 힘을 주며 주관절 굴곡 및 외전시키고 저항을 준다.
해석: 양성 검사 = 이두박근 장두가 관절와순을 잡아당기며 통증을 유발한다(SLAP).

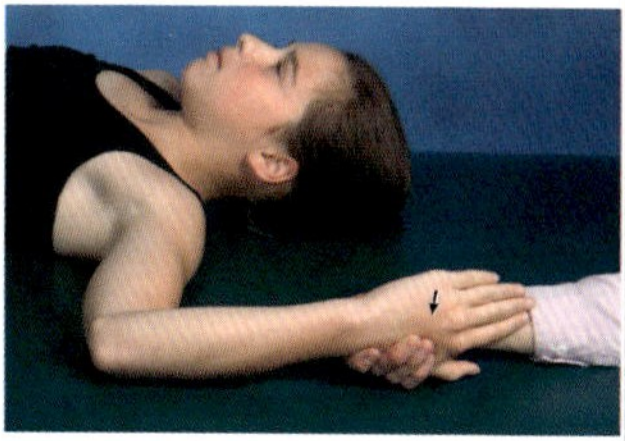

통증유발검사

목적: 관절와순평가
자세: 견관절을 90° 앙와위에서 외전하고 주관절을 90° 굴곡한다.
방법: 전완부를 최대 회외시키면서 이두박근을 잡아 당긴다.
해석: 양성 검사 = 이두박근이 관절와순을 잡아당겨 관절의 상부(상부관절와순)에 통증을 일으킨다.

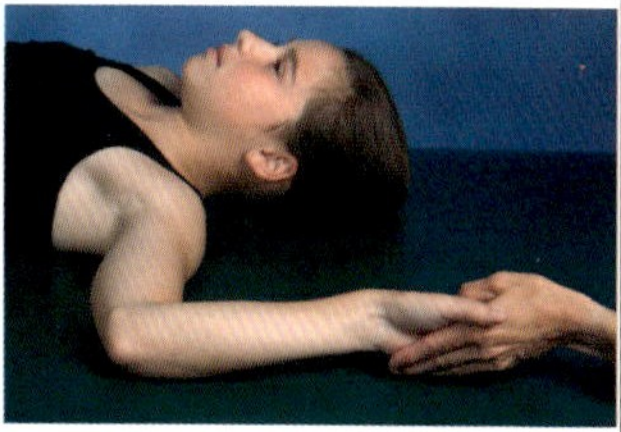

스피드 검사(Speed test)

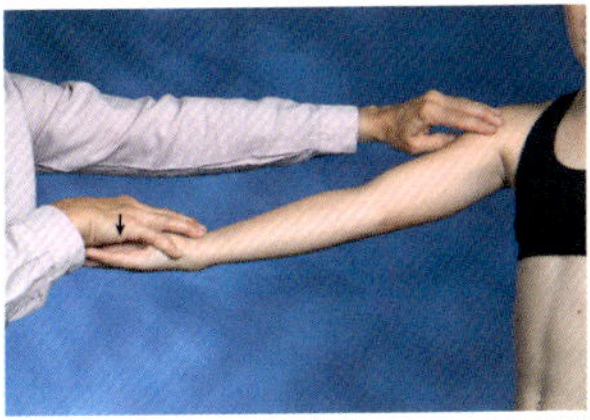

목적: 이두박근염 또는 관절와순 문제 평가

자세: 견관절을 75–90° 외전한 상태로 앉아서 주관절을 신전하고 전완부를 회외전 시킨다.

방법: 거상시에 저항을 가한다.

해석: 양성 검사 = 이두박근 장두가 관절와순을 잡아당기며 통증을 유발한다(SLAP).

O'Brien 검사(Yegason test)

목적: 관절와순과 견봉쇄골 관절평가

자세: 상지를 90° 거상하고 10° 내전, 최대 내회전(회내전)

방법: 내회전한 상태로 저항을 주며 거상시키고 다음에는 외회전(회외) 상태로 반복한다.

해석: 양성 검사 = 내회전보다 외회전시에 통증을 느끼는 경우. 통증이 관절내에서 느껴지는 경우는 관절와순 병변, 견관절 상방에서 느껴지는 경우는 견봉쇄골 관절 병변

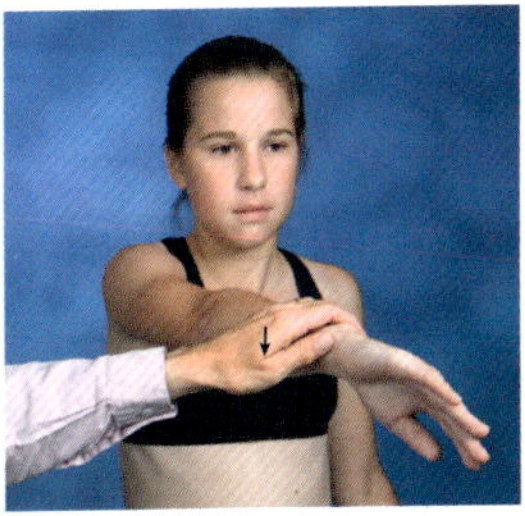

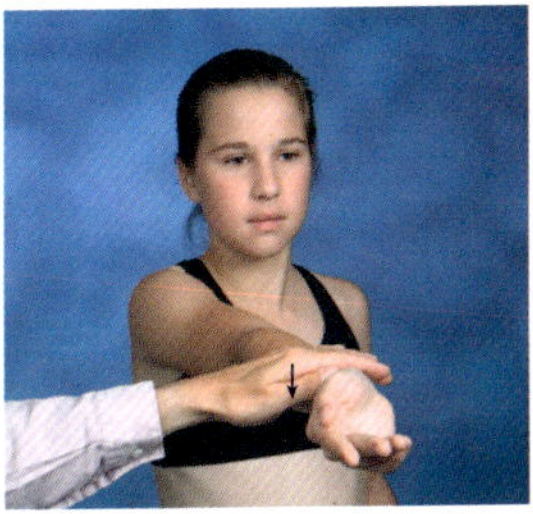

크랭크 검사(Crank test)

목적: 관절와순 평가
자세: 앉은 자세에서 상지를 160° 거상하고 주관절을 90° 굴곡
방법: 상완을 내회전/외회전하면서 압박을 가한다.
해석: 양성 검사 = 통증이나 딸각거리는 느낌이나 소리(MRI 보다 정확도가 높음).

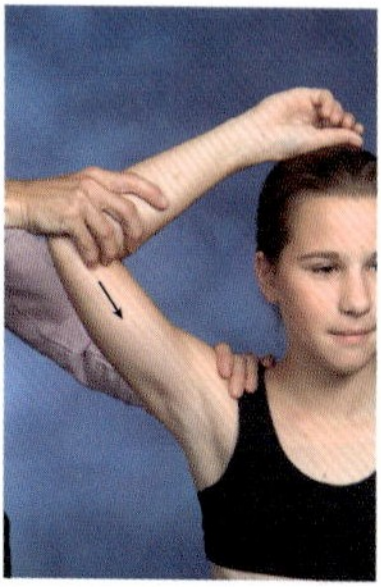

예가손 검사(Yegason test)

목적: 상완수평인대 검사
자세: 견관절을 중립위치하고 주관절을 90° 굴곡한 후 상완을 회외전한다.
방법: 회외전 상태로 주관절을 저항을 주며 굴곡한다.
해석: 양성 검사 = 활액막 건염으로 인한 통증 ; 딸각거리거나 툭 소리를 내게 된다.

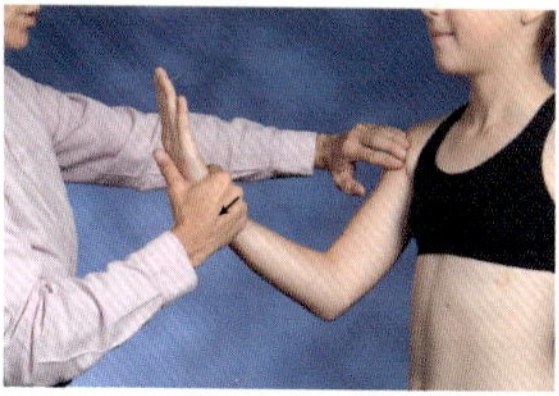

견봉쇄골 전단 검사

목적: 견봉쇄골 염좌 평가
자세: 앉은 자세로 상지를 옆에 붙인다.
방법: 검사자가 손가락을 깍지 끼고 견봉쇄골 관절을 감싼다. 손을 꽉 쥐면서 견봉쇄골 관절을 압박한다.
해석: 양성 검사 = 통증이나 심한 움직임이 견봉쇄골관절 손상을 의미한다.

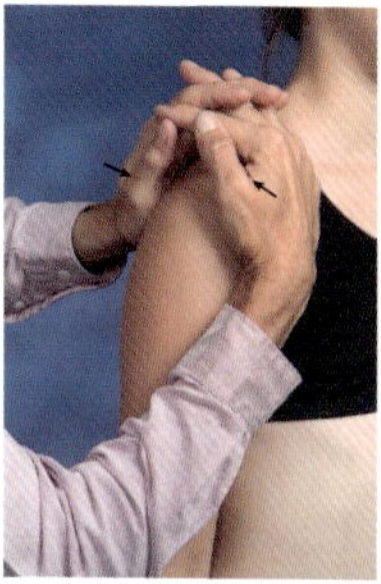

오구 쇄골인대 검사

목적: 오구쇄골인대 평가

자세: 이완된 쪽을 위로하고 눕는다.

방법: 이완된 상지를 등 뒤에 놓고 마름인대(trapezoid)에 스트레스를 가하기 위해 견갑골 내측 경계를 늑골에서 먼방향으로 당기고 원뿔인대(conoid)를 자극하기 위해서 견갑골의 하방각을 늑골에서 먼방향으로 당긴다.

해석: 양성 검사 = 통증

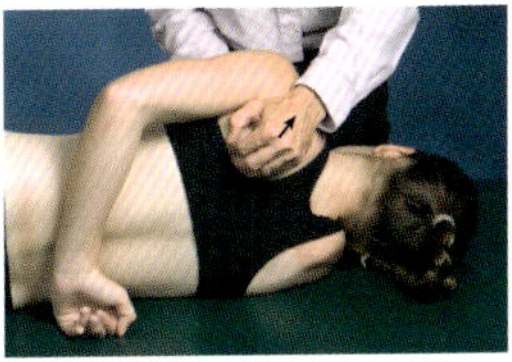

conoid (원뿔인대)

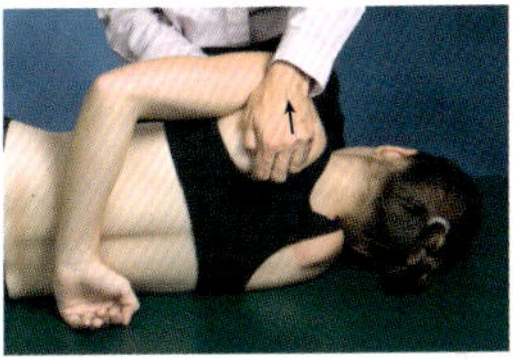

trapezoid (마름인대)

수평내전 검사

목적: 견봉쇄골 병변의 평가

자세: 앉아서

방법: 견관절을 90° 굴곡한 상태에서 상지를 수평 내전한다.

해석: 양성 검사 = 통증, 견봉쇄골 관절

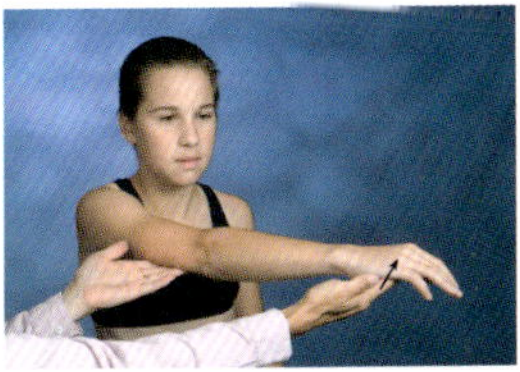

애드손 검사(Adson test)

목적: 사각근 삼각에서 일어나는 흉곽출구 증후군 검사

자세: 앉아서

방법: 요골동맥을 촉지하면서 상지를 외전, 신전하면서 외회전 시킬 때 환자는 머리를 이환된 쪽으로 돌리고 숨을 들이킨 후 멈춘다.

해석: 양성 검사 = 증상이 발현되면서 요골동맥의 맥박이 약해지거나 없어진다.

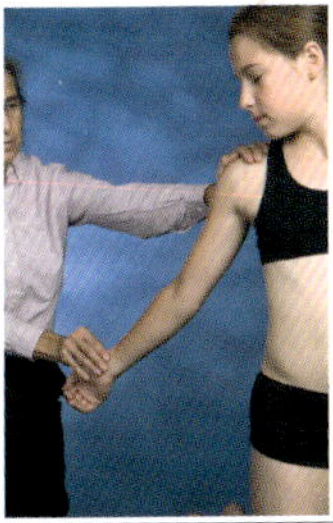

라이트의 과외전 검사

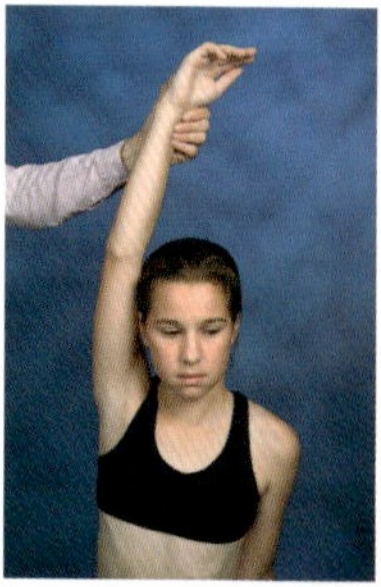

목적: 흉곽출구증후군 평가(오구돌기, 늑골, 소흉근)

자세: 앉아서 시행

방법: 요골동맥을 촉지하면서 상지를 수동적으로 180° 외전하며 외회전하고 피험자는 깊이 숨을 들이 쉬고 호흡을 멈춘다.

해석: 양성 검사 = 증상이 재현되면서 요골동맥박이 작아지거나 사라짐

군대차려자세 검사(Military Brace 검사)

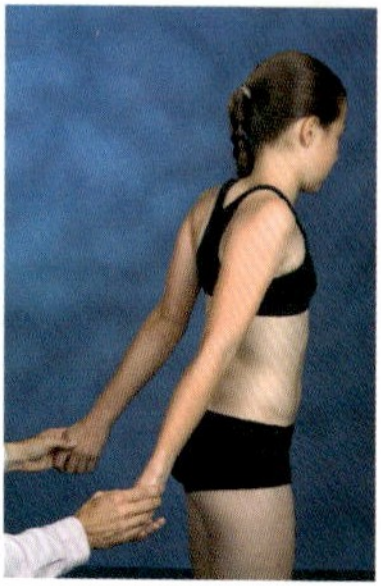

목적: 흉곽출구증후군 검사(제1늑골과 쇄골)

자세: 앉아서 시행

방법: 요골동맥 맥박을 촉지하면서 견관절을 신전 위치로 당기고 외전할 때 목을 과신전한다(과장된 군대차려 자세)

해석: 양성 검사 = 증상이 재현되면서 요골동맥박이 작아지거나 사라짐

알렌 검사

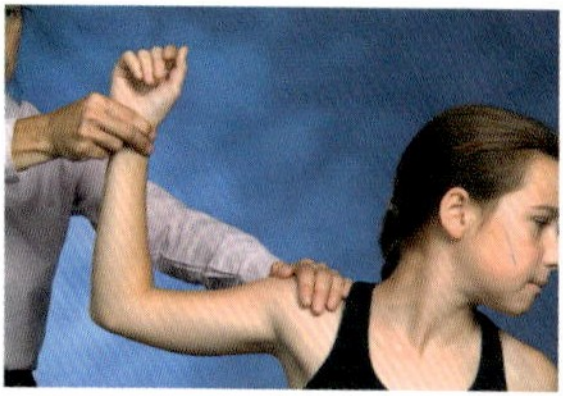

목적: 소흉근에 의한 외곽출구증후군 평가

자세: 앉아서 시행

방법: 견관절을 90° 외전하고, 주관절을 90° 굴곡하며 머리는 반대편으로 돌릴 때 숨을 깊이 들이 쉬고 멈춘다.

해석: 양성 검사 = 증상이 재현되면서 요골동맥박이 작아지거나 사라짐

감별진단	
병리 / 발생기전	**징후 / 증상**
유방암	■ 유방조직내에서촉지되는 종괴 ■ 유두분비물, 유두함몰, 주변피부가 움푹 들어감 ■ 홍반, 발적 ■ 유방촬영술, 생검을 통해 확인
흉곽출구증후군 – 자세의 변화나 근육의 불균형, 골격이상에 의해 다양한 위치에서 압박되는 구조물에 의해 발생한다. 혈관(5~10% 정도)이나 신경의 압박. 압박의 위치는 늑골, 흉골과 척추 사이의 공간, 사각근 삼각공간, 늑쇄공간, 오구흉곽공간 등, 수술 후나 중년여성에서 가장 흔하다. **신경인성과 혈관인성 감별을 위해 65페이지 참고**	■ 후만자세와 머리가 앞으로 나옴 ■ 손이 핀이나 바늘로 찌르는 느낌, 밤에 깨어남 ■ 통증부위가 모호함 ■ 무거운 물건 운반시 통증 ■ 양성검사: 상지신경역학 검사, 애드손 검사, 라이트 검사, 군대차려검사, 알렌검사 ■ 이완기 혈압이 양쪽팔 차이가 20 mm Hg 이상 ■ 경추늑골(cervical rib) 감별위해 전후방 방사선 검사 ■ 근전도검사는 논란의 여지가 있음 ■ 수근관 압박 증후군, 신경근 압박, 회내근 증후군과 감별 필요
쇄골골절 – 쇄골에 직접적 충격이나 어깨로 떨어질 때 발생	■ 상지거상 불능 ■ 시진시 변형, 압박시 통증 ■ 방사선 검사로 확진

(다음페이지에 계속)

감별진단(계속)	
병리 / 발생기전	**징후 / 증상**
견봉쇄골 염좌 팔을 뻗고 넘어졌거나 견봉 위에 떨어졌을 경우 발생 **65페이지 견봉쇄골 염좌 손상 정도 참고**	■ 통증과 촉진 시 염발음, 시진 시에 변형 인지 ■ 양성 : 수평내전 검사, O'Brien 검사, 견봉쇄골 전단 검사, 고랑 징후/ 견봉쇄골 견인 ■ 양측 전 후방 방사선 검사로 확진함. 이 때 10–15 lb 무게의 추로 외회전 상태에서 견인함(스트레스 검사) ■ 충돌증후군과 감별 필요
견관절 탈구 – 전방탈구가 가장 흔함(90%) 발생기전은 팔을 뻗고 넘어짐	■ 견봉이 현저하게 튀어 나오고, 견관절 윤곽이 편평해짐, 상완골두가 현저해짐 ■ 부상자자세 : 견관절을 내회전하고 약간 외전하면서 주관절을 굴곡 전완부를 회내전해서 이환된 상지를 건측 팔로 지지한다. ■ 날카롭고, 찌르는 통증과 근육의 수축, 상완골두를 전방이나 하방에서 촉지 가능 ■ 양성 : 염려반응과 고랑 징후 ■ 방사선검사 : Hill–Sachs 병변이 상지를 내회전하고 촬영한 전후방사진에서 관찰됨; Garth 촬영상 Bankart 병변 ■ 노인에서 상완골 경부 골절과 감별필요
관절와순 파열 – 강한 이두박근 수축이나 어깨에 가해진 견인력, 팔을 뻗은 채로 넘어지면서 발생	■ 상지를 내회전, 내전할 때 통증 ■ 외전, 굴곡시 위약감 ■ 불안정성 호소 ■ 양성 : 스피드 검사, O'Brien 검사, 이두박근부하검사, 통증유발검사와 크랭크 검사 ■ CT나 MRI로 확진 ; MRI보다 이중대조 CT 영상이 더욱 정확함

(다음페이지에 계속)

감별진단(계속)	
병리 / 발생기전	징후 / 증상
견봉하 점액낭염 – 외상이나 잘못된 생역학에 의한 만성 자극;중년 또는 그 이후의 환자에서 갑작스러운 활동 후 발생, 건염의 과거력	■ 손한 통증이 갑자기 시작; 삼각근 부착부위에 통증 ■ 회전시 제한이 없으면서 관절을 과다운동시 환자가 최대 관절운동 전에 통증을 호소함(내회전 상태) ■ 점액낭염이 국한되어 있는 경우(드물다), 수동적 관절운동은 통증을 유발하나 저항을 주는 운동은 아프지 않다(예외 50~130° 관절운동시에는 수축하는 건이 점액낭을 눌러 통증 유발) ■ 양성 Hawkins–Kennedy, Neer 충돌검사시 통증 ■ 견봉하 점액낭에 열감과 촉진시 동통(상지를 수동적 신전해서 점액낭을 촉진) ■ 석회화가 없다면 영상 진단은 가치가 떨어짐. 회전근개파열, 충돌증후군과 감별 필요
이두박근 건염 – 외상이나 잘못된 생역학에 의한 만성 자극 두부가 전방위치시 상완견갑 리듬에 이상 발생	■ 10° 내회전해서 이두박근건 촉진시 통증(건을 전방과 견봉하 6 cm 아래에 위치시키는 자세) ■ 능동적 거상시 통증 유발 ; 염발음 ■ 스피드검사 양성; 예가손 검사 시 통증없이 탄발음 들릴 경우는 음성 ■ 방사선검사 : 이두박근 고랑영상(bicipital groove view)이 내측벽 각도와 골극, 퇴행성 변화를 관찰할 수 있음; 미부경사 영상으로 골극 관찰 ■ 종종 충돌증후군과 연관됨

(다음페이지에 계속)

감별진단(계속)

병리 / 발생기전	징후 / 증상
석회화 건염 – 석회화의 반복적 문제 = 명확하지 않은 기전에 의한 침착 및 흡수(조직허혈과 관계) 여성, 우측, 40~50대 호발	■ 70–110° 사이에서 통증이 존재하며 관절운동범위 감소하며 관절운동범위 전체에 걸쳐 걸리는 느낌을 호소함 ■ 스피드 검사 양성 ■ 석회화 침착중: 만성적인 경증 혹은 중등도의 불편감과 쉴때도 계속 쑤신다. ■ 흡수기: 통증의 갑작스러운 증가, 날카롭고 국소적으로 국한되는 통증 ■ 중립자세에서 전후방 방사선 사진으로 확진 ■ 충돌증후군이나 유착성낭염과 감별 필요함
회전근개 이상 – 물리적 압박이나 신연력에 의한 손상; 부분파열은 25~40세 사이에 발생하고 완전파열은 60세 이후에 주로 발생 자연치유되는 경향은 크지 않다 목이 앞으로 나온 자세는 견관절의 정렬에 영향을 미침 전하방 관절낭의 구축 = 외회전 감소 후방 관절낭의 구축 = 상완골두의 후전방과 상방 전위 증가	■ 상지운동 시 통증; 야간통, 심부통 ■ 염발음 ■ 근력약화: 외전±외회전, 방어적 어깨 운동 ■ 손상근육을 평가하기 위한 특수검사 – 가득찬깡통/빈깡통 검사(극상근), 거상징후 혹은 복부압박검사/나폴레옹검사(견갑하근), 뿔나팔수 검사(소원근), 낙하징후(극하근) ■ 근력의 부조화(외회전의 수동 근육검사가 내회전력의 60~70%) ■ 작은파열은 방사선 검사상 정상소견; 부분파열 = 외회전시 상완골의 상방 전위; 전층파열 = 견봉상완 간격이 좁아지고 전방/하방 견봉의 골극 ■ 진단 초음파는 1 cm 이상의 병변에서 신뢰성 있음 ■ 조영제를 이용한 관절조영술 = Geyser's 증후(통증유발) ■ MRI가비침습적이나 회전근개 전층파열시 CT 이중 대조영상이 더욱 정확함

(다음페이지에 계속)

감별진단(계속)	
병리 / 발생기전	**징후 / 증상**
극상근 충돌 증후군 – 상완골두를 누르는 기능의 점차적 손상(극하근, 견갑하근, 소원근, 이두박근의 장두) 과사용, 경추문제, 자세이상, 비정상적 생역학, 견봉의 구조적 이상 머리위에서 테니스공을 내회전하면서 내려 칠때나 수영, 던지기 등; 견관절 불안정성; 소흉근 구축, 전방능형근(SA)이 약할 때 어깨 거상시 견봉하 공간이 좁아지면서 충돌을 일으킴	■ 통증(특히 환부를 아래로 하고 누워질 때) ■ 통증범위 (60–120°의 거상) ■ 극상근과 이두박근의 통증과 근력 약화 ■ 내회전하면서 굴곡시 걸리는 느낌이 남 ■ 삼각근 부착부위와 상관골의 전방, 근위부 ■ 압박 시 통증은 거의 없다. ■ 내회전과 수평내전 감소 ■ 후방관절낭의 수축, 수동적 관절 운동 시 통증 ■ 양성검사 : Neer 검사, Hawkins–Kennedy 검사, 스피드 검사, 빈깡통/가득찬깡통검사, 요쿰검사 ■ 방사선 검사상 관절간격감소, 관절염, 석회화 건염, 견봉의 갈고리 변형 등이 보일 수 있다. MRI 로 조기 진단 ■ 회전 근개 파열, 흉곽출구증후군, 관절와순 파열, 석회화 건염과 감별 필요
오구돌기 충돌증후군 – 견봉하 공간 경계 = 견봉, 오구돌기, 오구견봉인대; 극상근, 이두박근의 장두, 견봉하 점액낭, 오구상완인대 등이 존재함; 갈쿠리형 견봉; 불량한 세나 반복적인 상지의 내회전에 의해 발생	■ 굴곡과 내회전 또는 외전과 내회전에 의해 유발되는 견관절 전방의 모호한 통증 ■ 견갑골의 하방회전 근육의 약화 ■ 머리가 앞으로 나오거나 등이 굽으면 견관절 정혈을 변화시킴 ■ 양성 : Neer 검사, Hawkins–Kennedy 검사, 충돌해소 검사 ■ 방사선 검사로 견관절 관절 간격 감소와 갈쿠리형 견봉 관찰 ■ 회전근개 파열, 흉곽출구증후군, 관절와순 파열, 석회화 건염

(다음페이지에 계속)

감별진단(계속)	
병리 / 발생기전	**징후 / 증상**
유착성 관절낭염 – 원인모를 자가 국한성 병변; 당뇨병이나 과거 Colles 골절과 관계 됨; 콜라겐의 증식이 하방관절낭의 구축을 유발하며 관절낭 겹침이 소실 됨; 40~70세 여성에서 호발 **66페이지 참조**	■ 주관절로 방사되는 통증 ; 야간통 ■ 등이 굽은 자세, 어깨가 솟음, 정도가 약한 염증 반응 ■ 관절최대 운동시 저항감 적음; 부각근육 운동 감소 ■ 관절운동제한: 외회전> 외전> 내회전> 견갑상완운동비율이 뒤바뀜(견갑2: 상완1) ■ 이환부위를 아래로 놓고 누워 잘 수 없음 ■ 견갑하근이 근막통증 유발점 ■ 관절조영촬영 = 관절 부피의 50% 이상 감소 (정상 20~30 mL, 5–10 mL 이하가 됨); 단순 방사선 촬영은 2차적 불용성 골다공증 양상만 보임

견봉쇄골 관절염좌 등급

견봉 쇄골관절 간격 0.3–0.8 cm
쇄골하연에서 오구돌기 사이의 거리는 1.0–1.3 cm

등급	양상
1도 손상	견봉쇄골관절 간격이 0.8 cm이상이고 수평내전과 거상 시 통증을 느낌; 견봉쇄골 관절 비틀림 검사 양성
2도 손상	견봉쇄골관절 간격이 1.0~1.5 cm 이고 오구쇄골간격이 25~50% 정도 증가
3도 손상	견봉쇄골관절 간격이 1.5 cm 이상이며 오구쇄골간격이 50%이상 증가하는 계단형의 변형

흉곽출구증후군- 혈관성과 신경성 요인의 감별

혈관성 요인	신경성 요인
■ 애드손 검사 Wright 검사, Allen 검사 양성 ■ 손과 팔의 부종 ■ 피부색 변화 또는 상지의 간헐적 파행(운동시 통증) ■ 피부 온도와 질감의 변화 ■ 상지사이의 혈압차이가 20 mm Hg 를 넘음 ■ 추위에 못견딤	■ 근육 약화 ■ 경추 굴곡시 통증 ■ 신경분포부위(요골, 척골 신경)를 따라 감각변화

유착성 점액낭염의 등급 및 양상

Stage	임상양상	관절경 소견	치료
I—유착 중	■ 관절운동이 완전히 되지 않은 상태에서 지속적인 통증 증가 ■ 수동적인 관절운동 감소	부어있고 섬유화 되어 있으며 액와 주름위 활액막에 판누스(pannus) 형성	*최소 침습적으로 시행:* ■ 물리치료 ■ 부드럽게 도와주면서 시행 ■ I, II도 정도의 관절 운동
II—유착 후	■ 통증 감소 ■ 수동적인 관절운동 감소 ■ 상완견갑골의 생리적 운동 감소 ■ 견갑상완 비례운동 감소	견관절막 주름에 유착이 생기고 활액막이 두꺼워짐	*적당히 적극적으로 시행:* ■ 물리치료 ■ 도움을 받으면서 관절 운동 ■ 부드럽게 능동적 운동 ■ III, IV도 정도의 관절 운동
III—해리기 (풀리는 시기)	■ 스트레칭 시에만 통증 생리적 운동 증가 견갑상완 비례 운동 정상으로 회복	관절간격이 감소되고 상완골두는 상완와에 압착되며 견관절막 주름이 50% 감소함	*더욱 적극적으로 시행:* ■ 물리치료 ■ 능동운동 ■ III, IV도 정도의 관절 운동 ■ 단체적으로 저항을 주면서 운동함

연관통증양상

근육통의 연관통증 양상

상완요근(완요골근, Brachioradialis)

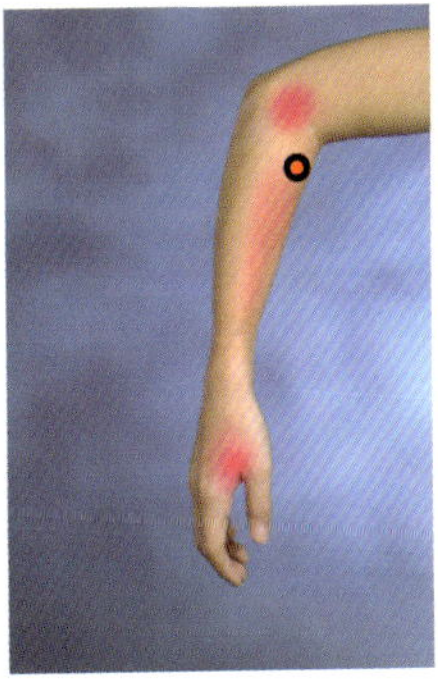

이두박근(Biceps brachii)

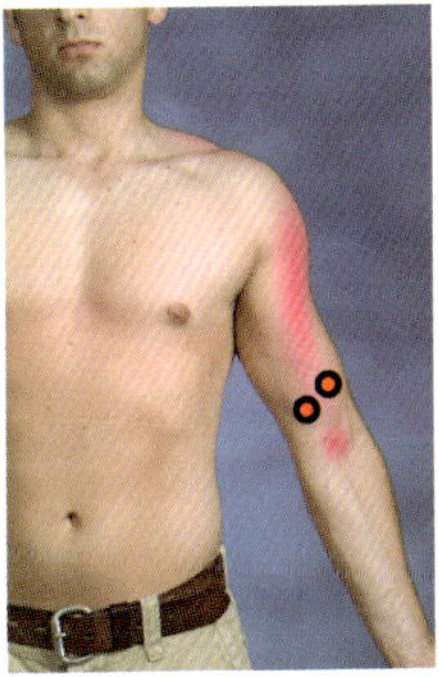

요수근굴곡근(Flexor carpi radialis)

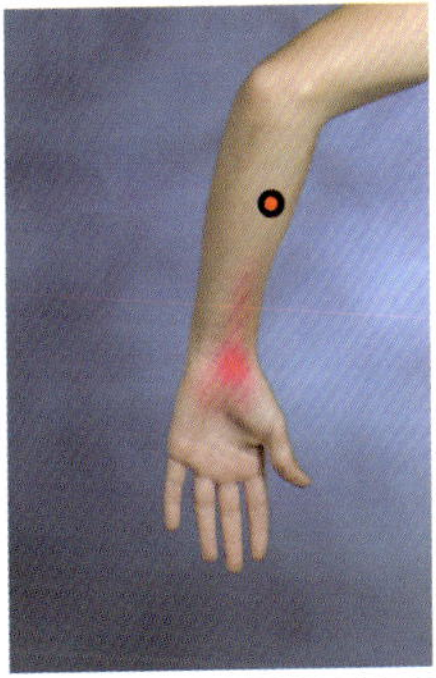

척수근굴곡근(Flexor carpi ulnaris)

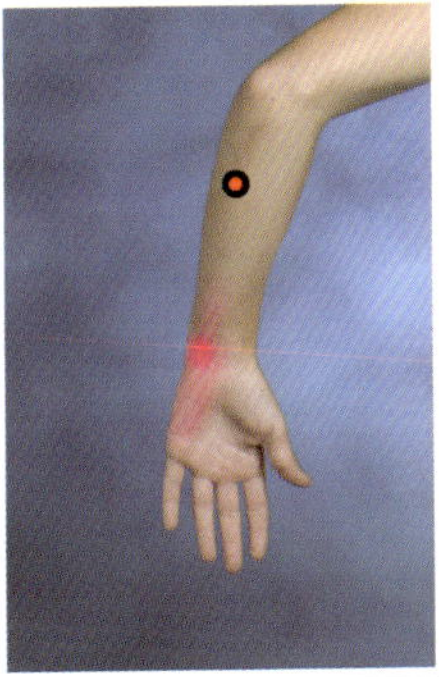

근육통의 전이통증 양상

척수근 신전근
(Extensor carpi ulnaris)

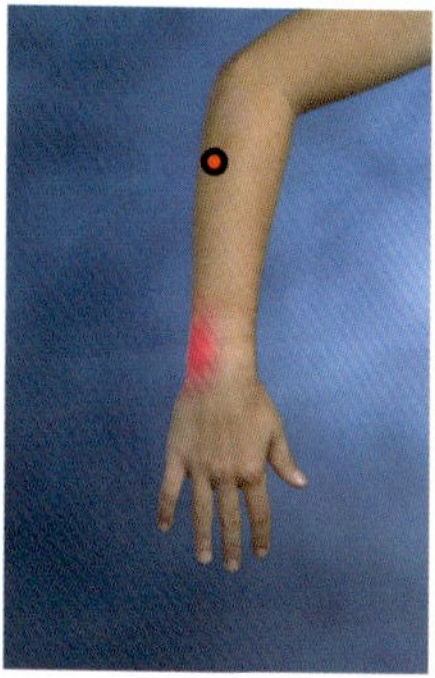

장요수근 신전근
(Extensor carpi radialis longus)

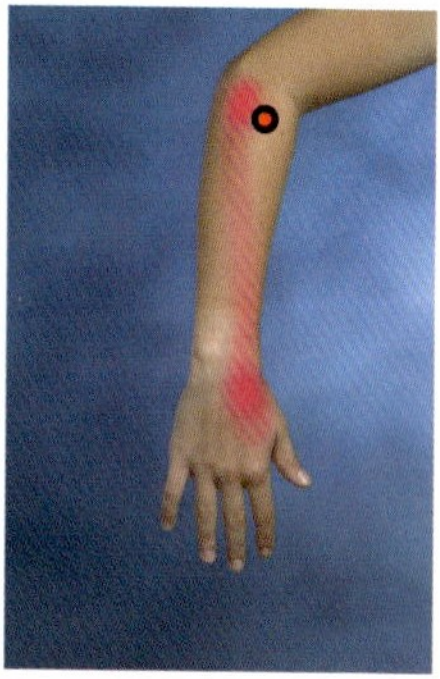

단요수근 신전근(Extensor carpi radialis brevis)

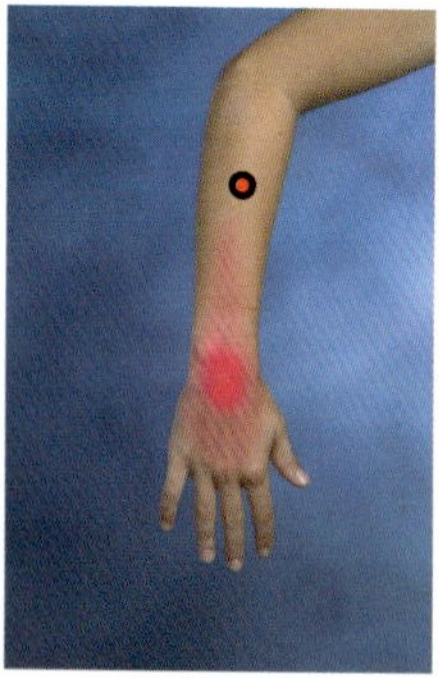

시진

- 팔꿈치 관절의 각도
  - 여성에서 10–15° 외반
  - 남성에서 5–10° 외반

촉진 요령

손목 신전 근육

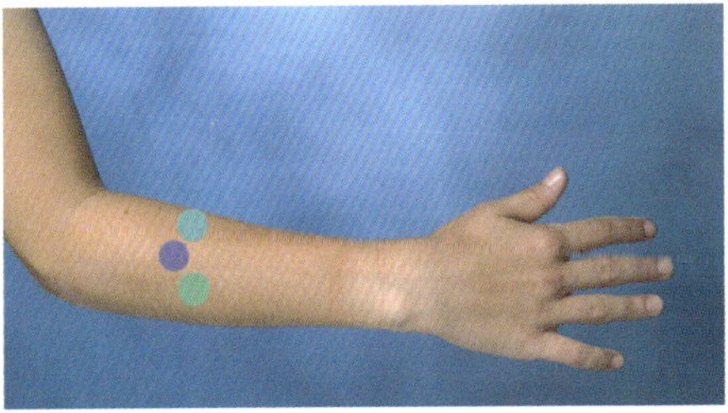

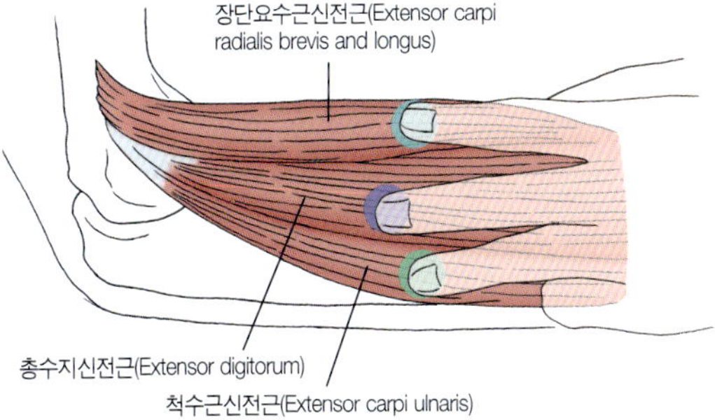

손목관절 굴곡근육

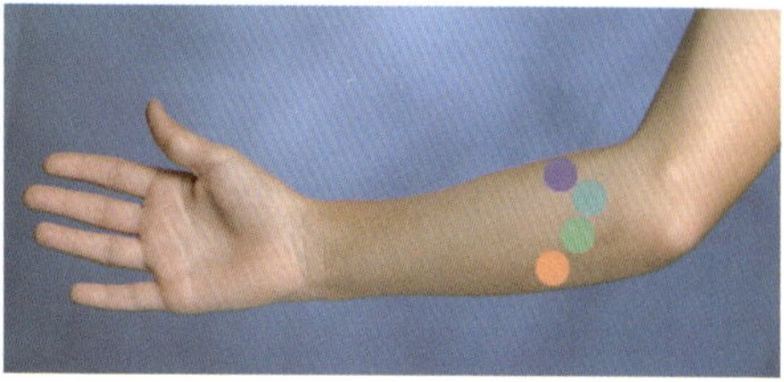

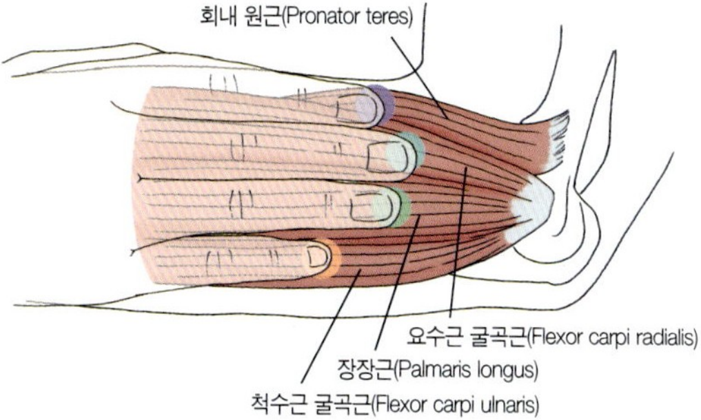
회내 원근(Pronator teres)
요수근 굴곡근(Flexor carpi radialis)
장장근(Palmaris longus)
척수근 굴곡근(Flexor carpi ulnaris)

팔목관절의 골역동학					
정상운동범위		최대관절낭 용적자세	최소관절낭 용적자세	정상적인 관절 최대 운동시의 느낌	비정상적인 관절 최대 운동시의 느낌
굴곡 > 135	상완척골 관절	70° 굴곡	완전 신전	굴곡 = 연부조직 또는 골조직의 맞닿음	물컹거림 = 관절의 삼출액
	상완요골관절	10° 회외전	완전회외전		
	근위 요척관절	완전신전	90° 굴곡 5° 회외전	신전 = 골조직이 맞닿음	연부조직인 관절낭이 늘어나는 느낌 = 굴곡시 신전보다 많다
회내, 회외 각각 80~90°		70° 굴곡 35° 회외전	5° 회외전	회외 = 인대가 늘어나는 느낌 회내 = 골조직이 닿는 느낌	관절낭이 늘어나는 느낌 = 회내, 회외 각기 제한됨

<table>
<tr><th colspan="4">팔꿈치 관절의 관절역동학</th></tr>
<tr><td>상완척골 관절
(Humeroulnar)</td><td>오목한 면:
척골의 활차흔

볼록한 면:
상완골의 활차흔</td><td rowspan="2">굴곡을 원활히 하기 위한 메카니즘:

Open Kinetic Chain(체중을 실지 않은 상태) = 요골과 척골이 상완골의 뒷쪽으로 구르면서 미끄러짐

Closed Kinetic Chain(체중을 실은 상태) = 상완골이 요골과 척골에 대해 앞쪽으로 구르면서 뒷쪽으로 미끄러짐</td><td rowspan="2">신전을 원활히 하기 위한 메카니즘:

Open Kinetic Chain = 요골과 척골이 상완골의 앞쪽으로 구르면서 미끄러짐

Closed Kinetic Chain = 상완골이 척골과 요골에 대하여 후방으로 구르면서 전방으로 미끄러짐</td></tr>
<tr><td>상완요골관절
(Humeroradial)</td><td>오목한 면:
요골두

볼록한 면:
상완골 소두(capitulum)</td></tr>
<tr><td>근위요척관절
(Superior/proximal radioulnar)</td><td>오목한 면:
척골의 요골흔

볼록한 면:
요골두</td><td>회내전을 원활히하는 메카니즘:
척골에 대해서 요골이 내측으로 회전</td><td>회외전을 원활히하는 메카니즘:
척골에 대해 요골이 외측으로 회전</td></tr>
<tr><td></td><td></td><td></td><td></td></tr>
</table>

힘과 기능

상완신경총-신경근, 근유과 기능

신경	신경근	근육	기능적 이상
정중신경 (Median)	C6-8, T1	회내원근, 요골수근굴근, 장심근, 천지굴근, 장무지굴근, 방형회내근, 외측 2개의 충양근	■ 회내 운동과 손목굴곡, 요측굴곡이 약해짐 ■ 무지굴곡과 외전이 약해짐 ■ 주먹쥠과 집게 기능이 약해짐 ■ 원숭이 손 모양
척골신경 (Ulnar)	C7-8, T1	척골수근굴근, 단장근, 소지근, 무지내전근, 내측 2개의 충양근, 골간근	■ 손목굴곡과 척측굴곡이 약해짐 ■ 제5수지굴곡이 약해짐 ■ 수지내전과 외전이 약해짐 ■ 기도하는 모양의 손
요골신경 (Radial)	C5-8, T1	주근, 상완요골근, 장요측수근신근, 단요측수근신근, 수지신전근, 장무지외전근, 척측수근신근, 인지 신전근, 소지신전근	■ 회외전과 손목신전, 수지굴곡, 무지외전이 약해짐 ■ 손목의 불안정으로 주먹쥠이 약해짐

상완신경총 신경근, 근육, 이상 증상 및 변형			
신경 및 신경근	근육	기능 이상	자세 변형
요골신경 C5–8 T1	주근, 상완요골근, 장요측수근신근, 단요측수근신근, 수지신전근, 무지외전근, 척수근신근, 시지신전근, 소지신전근	■ 회외전, 수근신전, 수지굴곡, 무지외전이 약해짐 ■ 손목불안정으로 주먹쥐는 힘이 약해짐	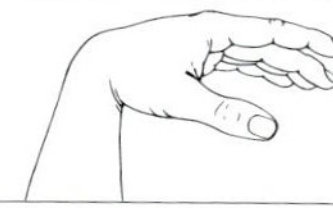
정중신경 C6–8 T1	회내원근, 요수근굴곡근, 장장근, 천수지굴곡근, 장무지굴곡근, 방형회내근, 무지구, 외측 2개의 충양근	■ 손목의 회내, 굴곡, 요측굴곡이 약해짐 ■ 무지굴곡외전이 약해짐 ■ 주먹쥠과 집게동작 약화 ■ 원숭이 손 모양	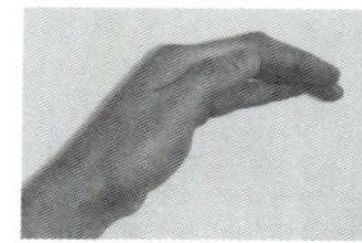
척골신경 C7–8 T1	척수근굴곡근, 단장근, 소지구, 무지내전근, 내측 2개의 충양근, 골간근	■ 손목굴곡과 척측굴곡이 약해짐 ■ 제5수지 굴곡약화 ■ 수지내전과 외전이 약해짐 ■ 기도하는 자세 변형	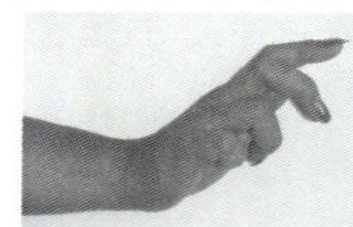

Source for top figure: From Levangie, PK, & Norkin, CC. Joint Structure & Function: A Comprehensive Analysis. 3rd ed. FA Davis, Philadelphia, 2001, page 107.

Source for middle and bottom figures: From Starkey C, & Ryan J. Orthopedic & Athletic Injury Evaluation Handbook, FA Davis, Philadelphia, 2003, pages 295–6.

특수검사

상지신경역학 검사

■ 11페이지 참조

주관절, 팔꿈치 관절 검사

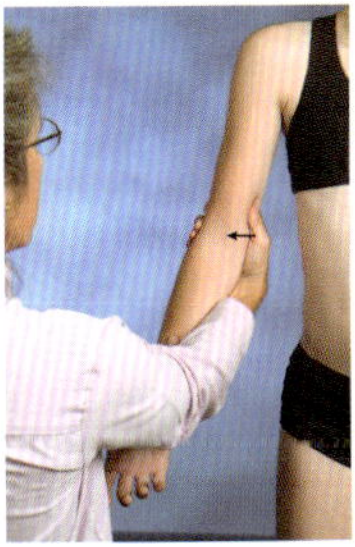

내반부하 검사

목적: 외측 측부인대 편가

자세: 팔꿈치를 약간 굽히고, 상완골을 안정시킴 (엎드려 시행하면 좀 더 안정적임)

방법: 내번력을 관절면에 가한다(무지구를 댄다): 손가락끝으로 외측 측부인대를 촉지한다.

해석: 양성 검사 = 통증이나 관절이 벌어지며 불안정함

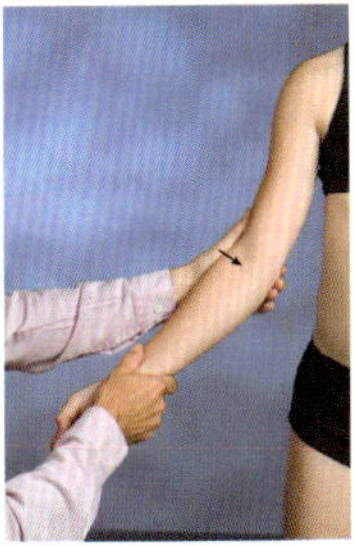

외반부하 검사

목적: 내측측부인대 검사

자세: 팔꿈치를 약간 굽히고 상완골을 안정시킴 (엎드려 시행하면 좀 더 안정적임)

방법: 관절면에 외반력을 가함(무지구를 댄다); 손가락끝으로 내측측부인대를 촉지한다.

해석: 양성 검사 = 통증 또는 관절이 벌어지며 불안정함

회내원근 검사

목적: 정중신경 압박증후군 검사

자세: 상지를 받쳐주면서 이완시킴

방법: 전완부에 저항을 주며 회내전시킴

해석: 3개의 손가락(엄지, 검지, 중지)의 손바닥면을 따라 통증 발생

Mill 검사

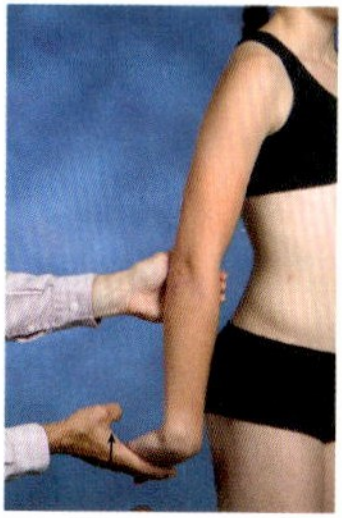

목적: 외측외상과염 진단
자세: 상지 이완하고, 팔꿈치를 뻗는다.
방법: 수동적으로 손목을 굴곡하며 회내전시킴
해석: 양성 검사 = 외상과 부위의 통증 또는 손목 신전 근육의 근건이행부위 통증

Cozen 징후

목적: 외상과염 진단
자세: 상지를 이완하고, 팔꿈치를 뻗는다.
방법: 저항을 주며 회외전 시키며 손목을 편다. 중지를 저항을 주며 뻗는다.
해석: 양성 검사 = 외상과 부위의 통증 또는 손목 신전

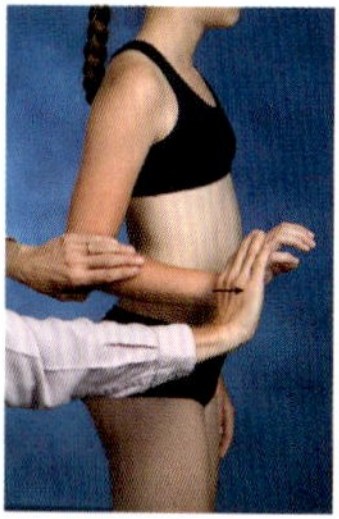

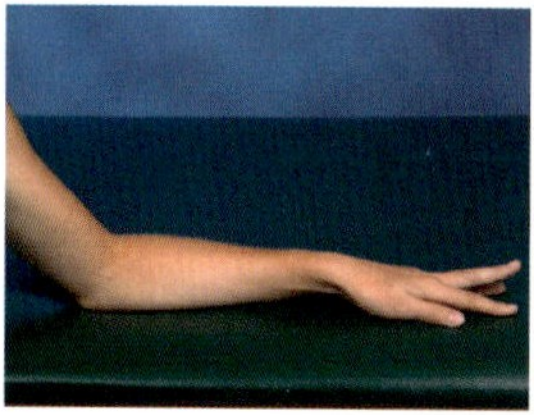

수동 검사

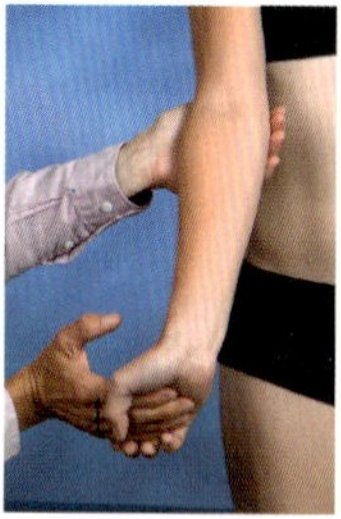

목적: 내상과염 진단
자세: 상지를 이완하고 주관절을 뻗는다.
방법: 손목을 펴고 회외전 시킨다.
해석: 양성 검사 = 내상과 또는 손목관절 굴곡근 부위 통증

저항 검사

목적: 내상과염 진단
자세: 상지를 이완하고, 팔꿈치를 약간 굴곡한다.
방법: 저항을 주면서 손목을 굴곡하고 회내전 한다.
해석: 양성 검사 = 내상과 부위의 통증 또는 손목관절 굴곡근 부위의 통증

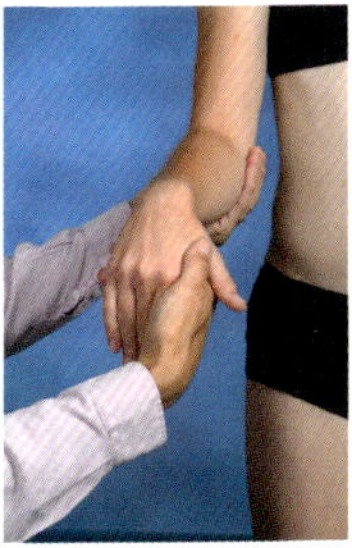

Wartenberg 검사

목적: 척골신경 압박 증후군 검사
자세: 상지를 이완하고, 받쳐 준다.
방법: 다섯번째 손가락을 저항을 주면서 내전시킨다.
해석: 양성 검사 = 제5수지의 내전이 약해짐

후외측회전불안징증
팔꿈치관절의 불안정성 검사

목적: 팔꿈치 관절의 불안정성 검사
자세: 주관절 신전시킴
방법: 축방향으로 힘을 가하면서 외반, 회외전 힘을 가한다.
해석: 양성 검사 = 팔꿈치 관절이 신전시 탈구되고 굴곡시 정복 됨

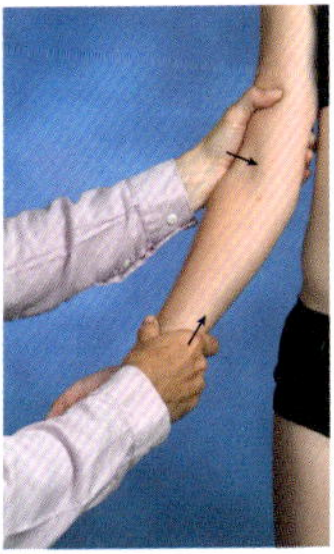

틴넬(Tinel) 검사

목적: 척골신경 검사
자세: 팔꿈치를 굴곡함
방법: 주상돌기와 내측상과 사이의 홈위를 가볍게 친다.
해석: 양성 검사 = 척골 신경의 분포 부위(제4, 5 수지)를 따라 저린감과 통증

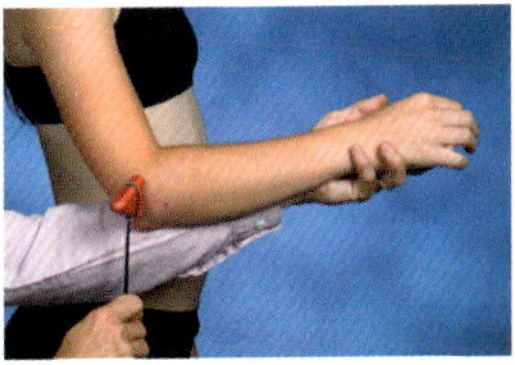

감별진단	
병리 / 발생기전	징후 / 증상
팔꿈치관절 탈구(후방) – 팔을 뻗치고 넘어지는 동작에서 어린이와 젊은 성인에 흔함	■ 통증, 팔꿈치를 구부릴 수 없음, 변형 압통 ■ 방사선검사로 확진 ■ 골절여부를 조사하고 맥박을 체크한다. ■ 상완골의 근골화가능성이 있음(myositis ossificans)
요골두아탈구 – 2~4세의 어린이에 흔하며 팔을 잡아 당기며 흔들고 들어 올릴 때 발생 함	■ 아이는 팔을 회내전하고 구부리면서 팔을 보호함 ■ 요골두 압박시 통증이 있고 요골이 원위부로 전이 됨에 따라 팔목에도 통증호소 ■ 골절의심시에 방사선 검사 ■ 정복과정 = 엄지손가락을 주관절와로 향하게 하면서 지렛대의 작용을 하고 회전, 전완부를 회외전하고 굴곡하면 '퍽' 하고 들어간다.
내측측부인대 염좌 – 인대가 끊어지거나 늘어남. 외반력이 많이 발생하는 던지는 운동을 하는 선수들에 흔하다.	■ 급성 손상시에는 '퍽' 하는 느낌을 경험함 ■ 내측관절 부위에 압통 발생 ■ 외반 불안정성 ■ 자기공명검사(MRI)로 확진하며 견열에 대한 조사 필요
팔꿈치 점액낭염 – "학생의 팔꿈치" – 직접적인 외상이나 반복되는 상지 활동에 의해 발생	■ 팔꿈치 뒤에 따뜻하고 두꺼우며 미끌한 느낌의 덩어리가 촉지 됨 ■ 비특이적인 압통과 신전에 제한이 생김 ■ 자기공명영상검사 MRI로 확진
상완골 및 요골두 골절 – 팔을 뻗고 넘어지면서 발생	■ 외측, 내측, 측부인대 염좌와 감별 필요함 ■ 전후방 측방 방사선 촬영으로 확진

(다음페이지에 계속)

감별진단(계속)	
병리 / 발생기전	**징후 / 증상**
척골신경염 – 반복적 활동이나 외상으로 발생	■ 제4, 5수지의 굴곡이 약화 ■ 팔꿈치 굴곡시 통증 ■ 양성 검사 : Tinel, Wartenberg ■ 전완부와 제5수지에 저린감 ■ 경추의 병변이나 흉곽출구증후군과 감별 필요 ■ 자기공명영상검사(MRI)로 확진
골연골염 – 던지거나 체조 등 반복적인 외반력과 압박력에 의해 발생 (연골하골의 무혈성 괴사)	■ 팔꿈치 외측이 아프고 신전이 제한 됨 ■ 팔꿈치에 걸리는 느낌이나 잠기는 느낌 : 상지를 체중 부하시 통증 ■ 회내전, 회외전시에 마찰음 ■ 단순방사선 검사, MRI, CT가 유리체를 알아내는데 필요함
복합성 국소통증증후군 – 이전 외상과 관계가 되어 있으나 많은 수에서 별다른 이유없이 발생 105 페이지 참조	■ 반사검사 양성: 통증, 타는듯한 느낌, 부종 ■ 신경유착 = 척골신경자극증상(운동시 통증) ■ 동정맥 혈관의 불안정성과 이영양성 변화, 팔목, 수지관절 뒷쪽으로 따뜻하고 빨갛게 변함, 차갑고 축축해지거나, 창백하고 건조해 짐 ■ 골다공증 ■ 자기공명영상검사(MRI)의 유용성은 확립이 안 되어 있음

(다음페이지에 계속)

감별진단(*계속*)

병리 / 발생기전	징후 / 증상
내상과의 스트레스 골절 = **"리틀리그 팔꿈치"** – 청소년기 외반력이 가해지는 던지기 동작을 반복할 때 발생	■ 지속적 점진적 통증과 내상과 압통 ■ 운동 범위 감소 ■ 외반력을 가할 때 통증 ■ 단순방사선 검사나 MRI로 진단
내상과염 = **"골퍼의 팔꿈치"** – 회내원근과 요수근 굴곡근의 효과에 의한 계속적인 당김으로 이차적으로 발생	■ 저항을 주며 팔목을 굴곡시 통증 발생, 팔목을 수동적으로 신전하며 회외전시 통증 발생 ■ 회내원근과 수근굴곡근의 근건이행부위의 압통 ■ 수동, 저항운동검사 양성 ■ MRI로 확진
외상과염 = **"테니스(Tennis) 팔꿈치"** – 외측근육의 과사용 또는 지속적인 반복 외상, 라켓을 쥐거나 라켓이 무겁고 딱딱하며 스위트스팟이 작을 때 발생	■ 아침에 뻣뻣함 ■ 저항을 주며 팔꿈치를 신전하며 회외전시 통증, 팔목을 굴곡하며 수동적으로 회내전시 통증 ■ 양성검사: Cozen 검사, Mill 검사 ■ 수근신전근과 회외근의 근건이행부위 압통 ■ MRI로 확진

내과적인 확진 징후들

- 곤봉지(손가락이 뭉툭하게 변함)
  - 급성폐농양
  - 폐의 악성 종양
  - 간경화
  - 심장질환
  - 궤양성 대장염
  - 만성폐쇄성 기관지염
- 숫가락 모양의 손톱
  - 빈혈
  - 갑상선 질환
  - 매독
  - 류마티스열
- 달걀껍질 손톱 = 얇아지고 투명해짐
  - 매독
- 손톱염증, 감염, 물어뜯음
- 장갑모양의 손저림
  - 당뇨
  - 납/수은 중독
- 손떨림
  - 파킨스병
  - 저혈당증
  - 갑상선 항진증
  - 알콜중독
  - 다발성 경화증
- 수근관터널 증후군의 원인
  - 일부 콜레스테롤 강화 약제
  - 간병변
  - 갑상선 기능 저하증
  - 통풍
  - 당뇨병
  - 임신/경구피임약
  - 비타민 B6 결핍

정형화된 검사 도구

기능적 장애를 평가하는 류마티스 수부기능 병변 점수표

다른 기구의 도움없이 당신이 행할 수 있는 능력에 대한 문제에 답하시오:

질문에 대한 답변:	0 = 예, 어려움 없이 수행 1 = 예, 약간의 어려움 2 = 예, 상당히 어려움 3 = 예, 매우 어려움 4 = 거의 불가능 5 = 불가능
■ 컵을 잡을 수 있나요?	
■ 병을 완전히 잡고 들어 올릴 수 있나요?	
■ 음식이 가득한 접시를 잡을 수 있나요?	
■ 물컵에 물을 따를 수 있나요?	
■ 병마개를 돌려서 열 수 있나요?	
■ 칼로 고기를 자를 수 있나요?	
■ 포크로 음식물을 찍을 수 있나요?	
■ 과일의 껍질을 벗길 수 있나요?	
■ 웃옷의 단추를 잠글 수 있나요?	
■ 지퍼를 열고 닫을 수 있나요?	
■ 새 치약을 짤수 있나요?	
■ 칫솔을 효과적으로 잡을 수 있나요?	
■ 펜으로 편지를 쓸 수 있나요?	
■ 둥근 문 손잡이를 돌릴 수 있나요?	
■ 가위로 종이를 자를 수 있나요?	
■ 테이블 위의 동전을 집을 수 있나요?	
■ 키를 꽂아 자물쇠로 잠글 수 있나요?	

점수:

점수: 모든점수를 합한다 – 점수가 높을수록 장애정도가 크다.

Source: Adapted from Lewis C, Wilk K, Wright, R. The Orthopedic OutcomesTool Box. Virginia: Learn Publications.

환자가 매기는 손목관절 평가

과거 일주일간 경험한 통증이나 어려움을 0(통증이 없고 불편함 없는 상태)에서 10(통증과 불편함이 매우 심해 일 할 수 없는 상태)까지 점수를 매기시오.

통증:	
■ 쉴때	0 1 2 3 4 5 6 7 8 9 10
■ 손목을 사용해서 반복적인 작업을 수행할 때	0 1 2 3 4 5 6 7 8 9 10
■ 무거운 물건을 들 때	0 1 2 3 4 5 6 7 8 9 10
■ 힘든 작업을 수행할 때	0 1 2 3 4 5 6 7 8 9 10
■ 얼마나 자주 통증을 느끼는가?	0 1 2 3 4 5 6 7 8 9 10
기능-특수한 작업:	
■ 아픈 쪽을 사용하여 문 손잡이를 돌릴 때	0 1 2 3 4 5 6 7 8 9 10
■ 아픈 쪽을 사용하여 칼로 고기를 자를 때	0 1 2 3 4 5 6 7 8 9 10
■ 윗옷의 단추를 잠글 때	0 1 2 3 4 5 6 7 8 9 10
■ 아픈 쪽을 사용해서 의자에서 일어날 때	0 1 2 3 4 5 6 7 8 9 10
■ 아픈 쪽을 사용해서 10파운드의 물건을 옮길 때	0 1 2 3 4 5 6 7 8 9 10
■ 아픈 손으로 화장실 휴지를 사용할 때	0 1 2 3 4 5 6 7 8 9 10
기능-일상의 작업:	
■ 개인적인 활동(옷입기, 세수하기 등)	0 1 2 3 4 5 6 7 8 9 10
■ 집안일하기(청소하기)	0 1 2 3 4 5 6 7 8 9 10
■ 일하기(직업을 수행하거나 매일 매일의 일을 하기)	0 1 2 3 4 5 6 7 8 9 10
■ 여가 활동하기	0 1 2 3 4 5 6 7 8 9 10
점수:	
통증 점수:	/50
기능 점수(합을 2로 나눈다):	/50
전체 합산 점수:	/100

점수: 퍼센트로 점수를 표시하고 점수가 높을 수록 예후가 좋지 않다.

Source: Adapted from Lewis C, Wilk K, Wright, R. The Orthopedic OutcomesTool Box. Virginia: Learn Publications.

수근관 터널 증후군 증상의 심각성 및 기능적 상태		
과거 2주간 전형적인 24시간 생활에 대한 증상에 관한 질문이다. 각각에 대해 ○표 하시오.		
밤에 느끼는 통증의 정도는 어떤가? 1. 통증 없음 2. 약간의 통증 3. 중등도의 통증 4. 심한 통증 5. 매우 심한 통증	과거 2주간 손과 손목의 통증으로 잠에서 얼마나 자주 깨는가? 1. 없다 2. 1 회 3. 2–3 회 4. 4–5 회 5. 5회 이상	낮시간에 통증을 느끼는가? 1. 통증 없음 2. 약간의 통증 3. 중등도의 통증 4. 심한 통증 5. 매우 심한 통증
얼마나 자주 낮에 통증을 느끼는가? 1. 없다 2. 1 회 3. 2–3 회 4. 4–5 회 5. 5회 이상	통증은 얼마나 오래 지속되는가? 1. 통증 없다 2. 10분 이하 3. 10–60분 4. 60분 이상 5. 계속	손에서 무감각한 정도는? 1. 없다 2. 약간 떨어짐 3. 중등도로 떨어짐 4. 심하게 떨어짐 5. 거의 무감각함

(다음페이지에 계속)

수근관 터널 증후군 증상의 심각성 및 기능적 상태(계속)		
과거 2주간 전형적인 24시간 생활에 대한 증상에 관한 질문이다. 각각에 대해 ○표 하시오.		
손과 손목이 약해지는가? 1. 없다 2. 약간 약함 3. 중등도로 약함 4. 매우 약함 5. 아주 심하게 약함	손에 저린감이 있는가? 1. 없다 2. 약간 저림 3. 중등도로 저림 4. 매우 저림 5. 너무 심하게 저림	밤에 무감각하거나 저린감은 어느 정도인가? 1. 없음 2. 약간 3. 중등도 4. 중증 5. 매우 심함
과거 2주간 얼마나 자주 저린감과 무감각으로 깨는가? 1. 없다 2. 1 회 3. 2–3 회 4. 4–5 회 5. 5회 이상	열쇠나 연필 등 작은 물건을 잡는데 어려운 정도는? 1. 없다 2. 약간 3. 중등도 4. 심하게 5. 매우 심하게	점수: 모든 점수를 더한 후 11로 나눈다. 점수가 높을 수록 심하다. 점수:
Source: Adapted from Lewis C, Wilk K, Wright, R. The Orthopedic OutcomesTool Box. Virginia: Learn Publications.		

전이 통증 양상

근육통증의 전이 양상

수지굴곡근(Flexor digitorum)

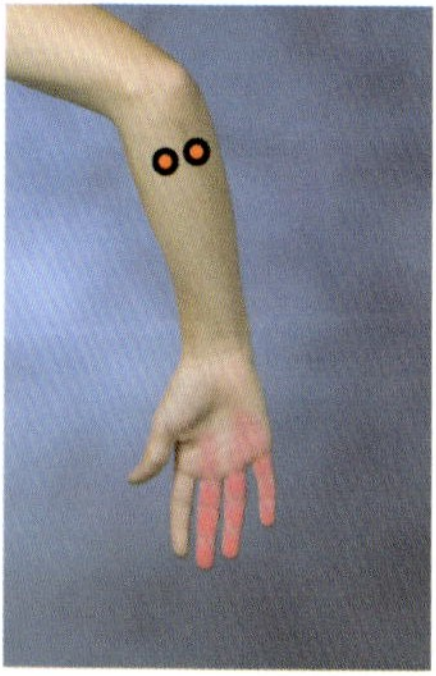

회내원근(Pronator teres)

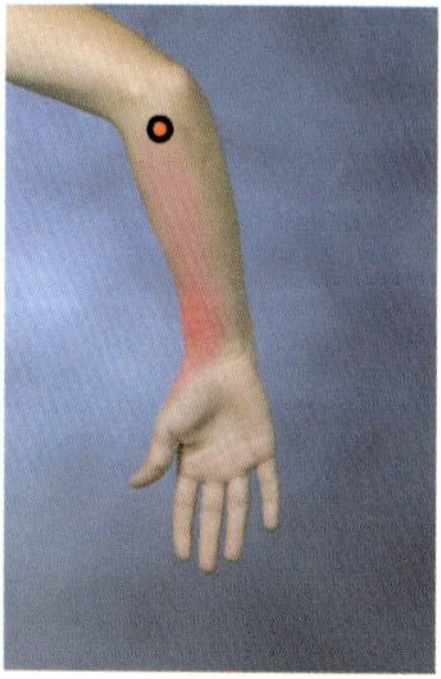

장무지굴곡근(Flexor pollicis longus)

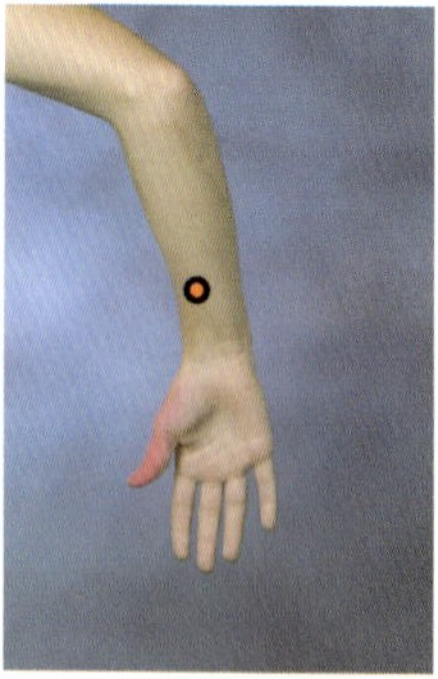

제1후방골간근(1st dorsal interossei)

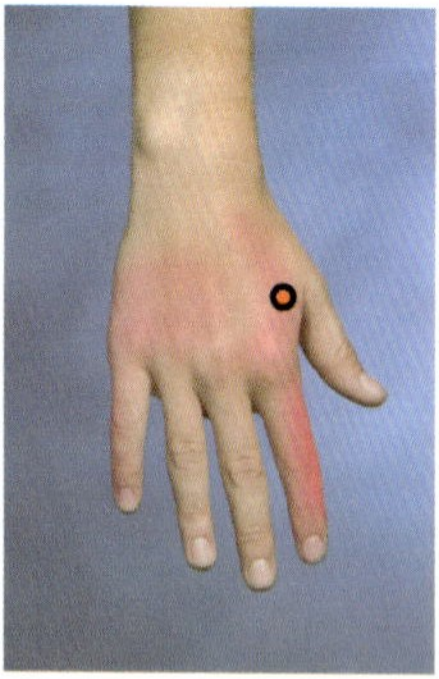

소지외전근 및 제2후방골간근(Abductor digiti minimi & 2nd dorsal interossei)

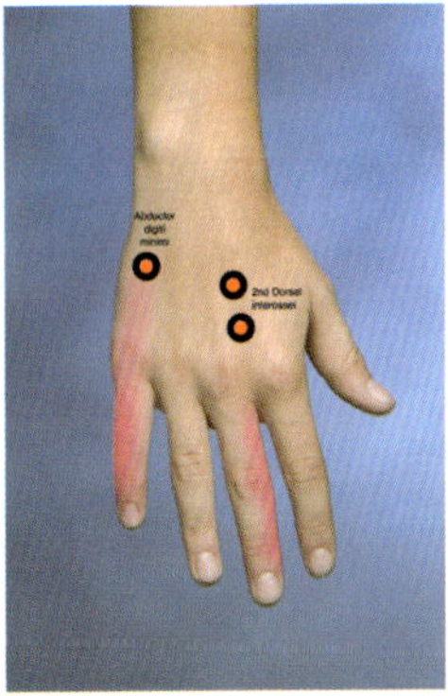

무지 맞섬근
(Opponens pollicis)

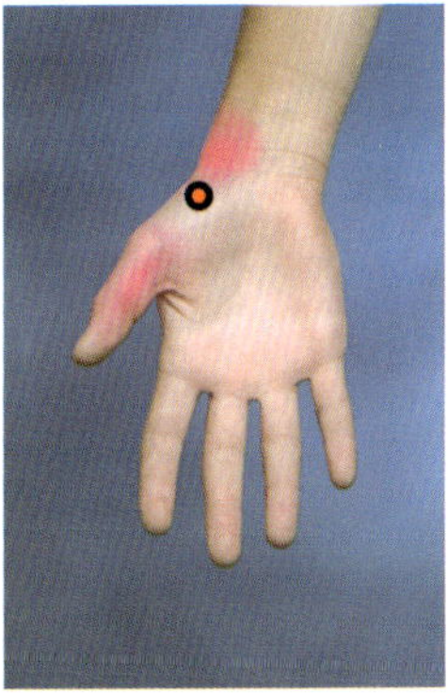

무지 내전근(Adductor pollicis)

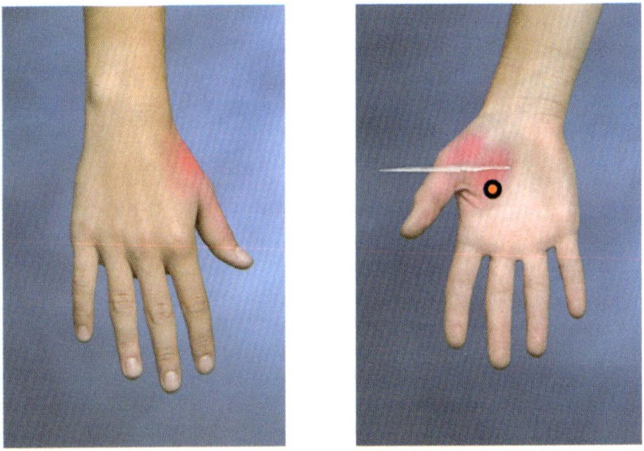

병리적 관찰 양상

백조목 변형(Swan neck)

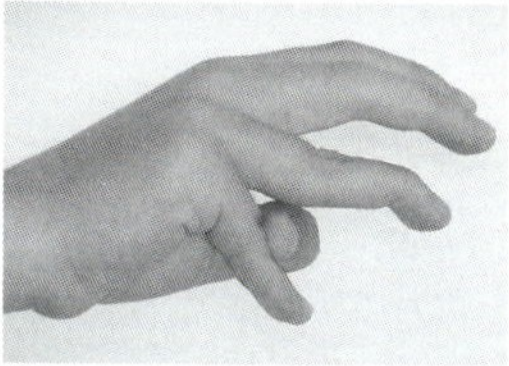

망치 변형(Mallet)

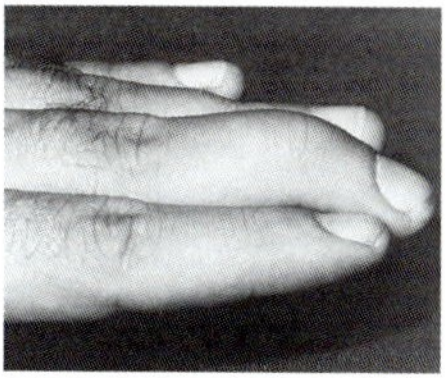

단추 구멍 변형(Boutonnière)

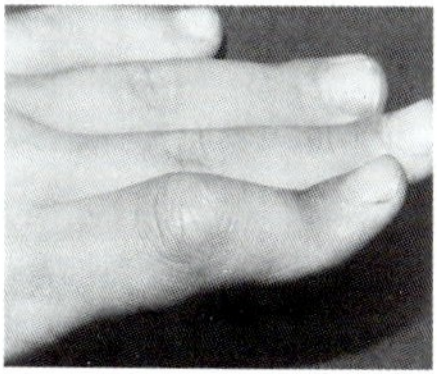

듀피트렌 변형(Dupuytren's)

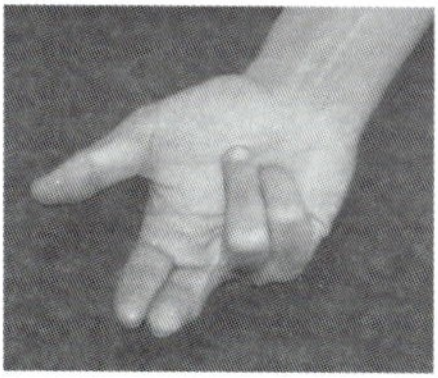

Source: From Starkey C, & Ryan J. Orthopedic & Athletic Injury Evaluation Handbook, FA Davis, Philadelphia, 2003, pages 295–300.

- 주먹을 쥐었을 때 모든 손가락은 주상골을 향해야 한다.
- Heberden 결절 = 원위지간관절의 퇴행성 관절염
- Bouchard 결절 = 근위지간관절의 퇴행성 관절염
- S백조목변형 = 중족수지관절과 원위기간관절은 굴곡하며 근위지간관절은 과신전됨
- 단추구멍변형 = 중족수지관절과 원위지간관절은 신전하고 근위지간관절은 굴곡함
- 망치변형 = 원위지간관절의 굴곡
- 듀피트렌 구축 = 제4,5수지의 굴곡
- 결절종 = 손의 등쪽의 물주머니 혹
- 동그랗게 돌면서 손을 떤다 = 파킨스병
- 손목을 뻗은 채로 유지하기 힘들어 손이 위아래로 떨린다.

촉지되는 해부학적 구조물

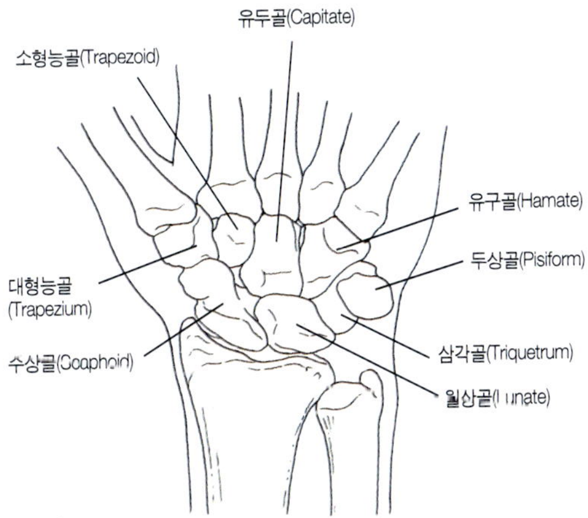

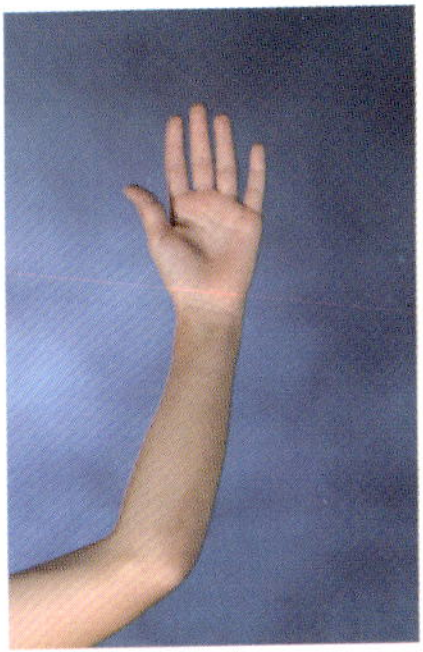

손목신전 근육

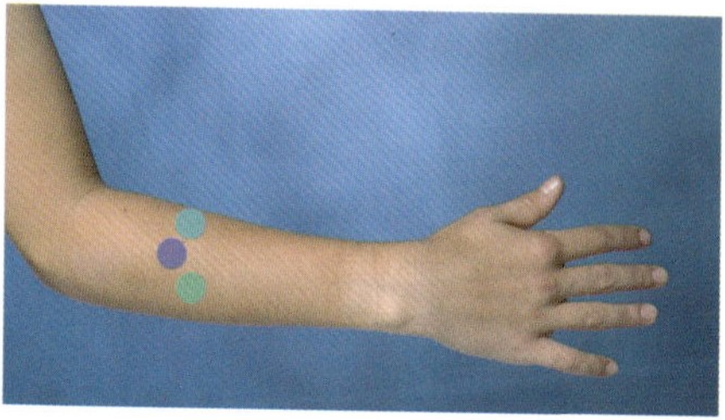

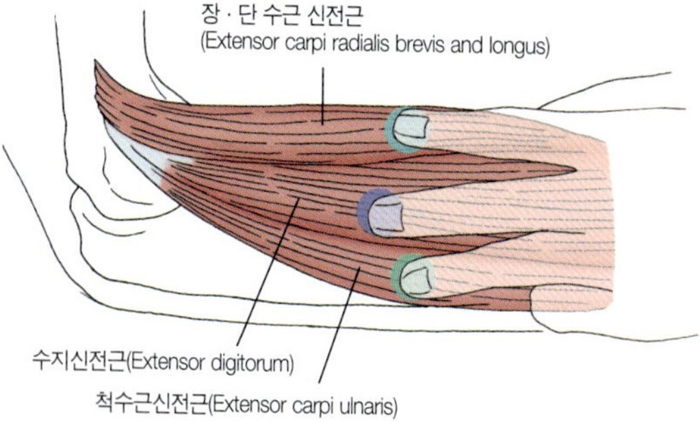
장 · 단 수근 신전근
(Extensor carpi radialis brevis and longus)
수지신전근(Extensor digitorum)
척수근신전근(Extensor carpi ulnaris)

손목 굴곡 근육

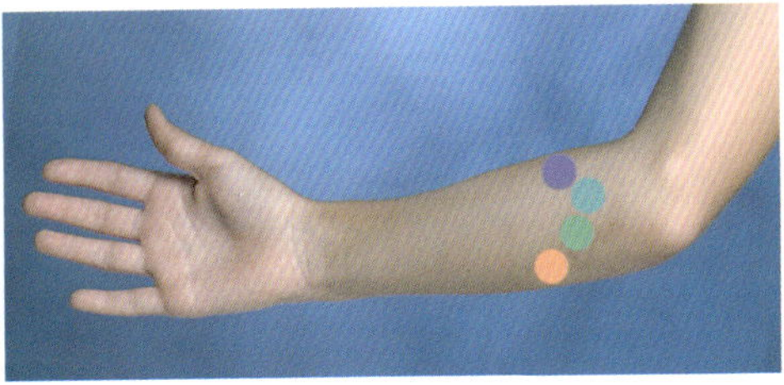

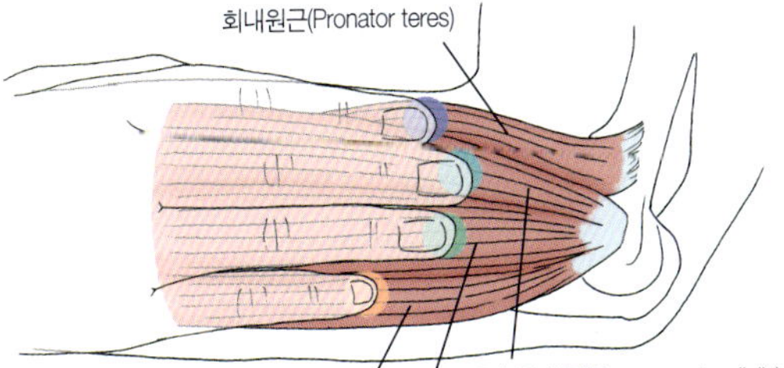

부종 평가

8자방법 = 척골의 경상돌기에서 시작해서 손바닥쪽은 지나 요골의 경상돌기까지 간 후 제5중족족지관절까지 손바닥쪽을 대각선으로 가로질러 간 후 제2중족족지관절까지 간 후 다시 손등쪽에서 척골의 경상돌기까지 간다.

감각 검사

2점 식별 검사

2점 식별 디스크를 사용하여 2점으로 식별할 수 있는 최소 거리를 찾는다.

정도	거리
정상	< 6 mm
비교적 좋음	6–10 mm
좋지 않음	11–15 mm

Semmes-Weinstein 단섬유 검사

환자의 눈을 감게한 후 단섬유를 수직의 힘을 가하면서 피부에 댄다.
단섬유가 구부러질 때 느끼는 곳의 수를 센다.

Test locations:

- 손바닥 또는 손목 아래
- 중앙손금과 먼 손금 사이
- 먼 손금과 손가락 사이 공간
- 손가락 사이 공간과 근위 지간 관절
- 근위지간관절과 원위 지간 관절 사이
- 원위지간관절과 손가락 끝 사이

정상 치:

단섬유 #	결과
2.44 – 2.83	정상감각
3.22 – 4.56	미약한 압박감각 감소
4.74 – 6.10	적은 압박감각 감소
6.10 – 6.65	위치를 느끼지 못함

손과 손목의 골역동학

관절	정상 운동 범위	정상관절 최대 운동시 느낌	비정상적인 관절 느낌
요수근 관절	굴곡 = 60~80° Extension = 60~70° Radial/ulnar deviation = 20~30°	굴곡 = 딱딱한 인대가 늘어나는 느낌 신전 = 딱딱한 인대 느낌 요측변위 = 뼈가 닿는 느낌 척측 변위 = 뼈가 닿는 느낌	관절낭이 늘어나는 느낌 = 외내 회외 모두 제한됨
무지의 수근중수관절	외전 = 70° 굴곡 = 45~50°	탄력적임	관절낭이 늘어나는 느낌 = 외전> 신전
제2~5 중수수지관절	굴곡 =90°	신전 = 탄력적/관절낭느낌/인대느낌 굴곡 = 탄력적/골성충돌 느낌 외전 = 딱딱한 인대가 늘어나는 느낌	
무지의 중수수지관절	굴곡 = 75~90°	굴곡 = 골이 닿는 느낌/딱딱한 인대 신전 = 딱딱하거나 탄력적	
제2~5 지간관절	근위지간관절 굴곡 =100° 원위지간관절 굴곡 = 80°	근위지간관절 굴곡 = 다양함 근의지간관절 신전 = 다양함 원위지간관절 굴곡 = 다양함 원위지간관절 신전 = 다양함	

<table>
<tr><th colspan="4">손과 손목 운동의 관절 동역학</th></tr>
<tr><td rowspan="2">요수근관절</td><td rowspan="2">오목한 면:
요골과 요척관절 디스크

볼록한 면:
수근 근위부</td><td>손목굴곡을 원활히 하는 메카니즘:
근위수근부가 전방으로 돌면서 요골에 대해선 후방으로 미끄러짐</td><td>손목신전을 원활히 하는 메카니즘:
근위 수근부가 후방으로 돌면서 요골에 대해 전방으로 미끄러짐</td></tr>
<tr><td>요측변위를 원활히 하는 메카니즘:
근위수근부가 외측으로 돌면서 요골에 대해 내측으로 미끄러짐</td><td>척측변위를 원활히 하는 메카니즘:
근위 수근부가 내측으로 돌면서 요골에 대해 외측으로 미끄러짐</td></tr>
<tr><td>원위요척관절</td><td>오목한 면:
요골의 척골흔

볼록한 면:
척골두</td><td>회내전을 원활히 하는 메카니즘:
척골에 대해 요골이 내측으로 구르면서 미끄러짐</td><td>회외전을 원활히 하는 메카니즘:
척골에 대해 요골이 외측으로 구르면서 미끄러짐</td></tr>
</table>

손과 손목 운동의 관절 동역학(계속)

무지의 수근중수 관절	오목한 면: 대능형골	*엄지손가락굴곡을 원활히 하는 메카니즘:* 중수골이 대능형골에 대해 내측으로 회전하며 미끄러짐	*엄지손가락의 신전을 원활히 하는 메카니즘:* 중수골의 대능형골에 대해 외측으로 미끄러지고 회전함
무지의 수근중수 관절	볼록한 면: 중수골	*엄지손가락회전을 원활히 하는 메카니즘:* 중수골이 대능형골에 더해 위아래로 회전함	*엄지손가락의 내전을 원활히 하는 메카니즘:* 중수골이 대능형골에 대해 위아래로 회전함
제2~5수지의 중수수지 관절	오목한 면: 근위지골의 기저부	*굴곡을 원활히 하는 메카니즘:* 중족골에 대해 근위지골이 회전하며 미끄러짐	*신전을 원활히 하는 메카니즘:* 중족골에 대해 근위지골이 후방으로 미끄러지며 회전함
무지의 중수수지 관절	볼록한 면: 중수골두부	*굴곡을 원활히 하는 메카니즘:* 근위지골에 대해 원위지골이 전방으로 회전하며 미끄러짐	*신전을 원활히 하는 메카니즘:* 근위지골에 대해 원위지골이 후방으로 회전하며 미끄러짐
제2~5 지간관절	오목한 면: 근위지골의 기저부 볼록한 관절면 볼록한 면: 원위지골의 골두	*굴곡을 원활히 하는 메카니즘:* 근위지골에 대해 원위지골이 전방으로 회전하며 미끄러짐	*신전을 원활히 하는 메카니즘:* 근위지골에 대해 원위지골이 후방으로 회전하며 미끄러짐

근력과 기능

근육의 기능

- 후방골간근 = 손가락을 펼치고 떨어지게 만든다.
- 전방 골간근과 충양근 = 손가락을 서로 붙인다.
- 천수지굴곡근 검사 = 손가락을 뻗은 채로 근위지간관절을 굴곡한다.
- 심수지굴곡근 검사 = 손가락을 뻗은 채로 근위지간관절을 굴곡한다.
- 충양근 검사 = 지간관절은 편채로 중수지간관절을 굴곡한다.
- 악력검사:
  - 원통쥐기 = 심수지굴곡건, 천수지굴곡건, 장무지굴곡건, 무지대립근, 충양근, 전방골간근
  - 공쥐기 = 심수지굴곡건, 천수지굴곡건, 장무지굴곡건, 단무지굴곡건, 무지대립근, 충양근, 후방골간근
  - 집게 동작 = 천수지굴곡건, 심수지굴곡건

악력검사 도구

- 수동동력계(Hand-held dynamometer)
- Jamar 기구
  - 다양한 위치에서 힘을 측정
- 집게 동작:
  - 손 끝으로 집기 = 전방골간신경 평가
  - 손가락으로 집기 = 정중신경 평가
  - 세 손가락 집기 = 척골 신경 검사
- 20 mm Hg 부풀린 후 손으로 움켜진 후 압력의 변화를 관찰

손의 기능을 평가하는 객관적 방법

- 미네소타 수기 평가표
- 미네소타 손기술 평가표
- 퍼듀 나무판 검사
- 변형 모비그 집기 검사

상완신경총 – 신경근, 근육, 기능이상, 변형				
신경 및 신경근	**근육**	**기능 이상**	**자세 변형**	
요골신경 C5–8 T1	주근, 상완요측근, 장수근신전근, 단수근신전근, 수지신전근, 장무지외전근, 척수근신전근, 시지신전근, 소지신전근	■ 회외전이 약해지고 손목신전 수지 굴곡, 무지외전이 약해짐 ■ 손목안정 소실로 쥐는 힘 감소	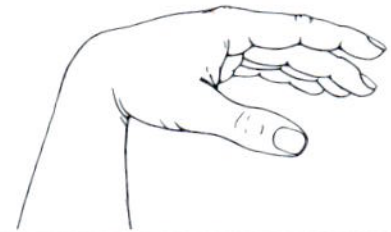	
정중신경 C6–8 T1	회내원근, 요수근굴근, 장장근, 천수지굴곡근, 장무지굴곡근, 방형회내근, 무지근, 2개의 외측 충양근	■ 회내 수근굴근, 요측변위 약해짐 ■ 무지굴곡 및 외전이 약해짐 ■ 쥠과 집게 동작 약해짐 ■ 원숭이 손	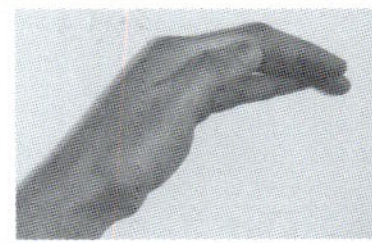	
척골신경 C7–8 T1	척수근굴곡근, 단장근, 소지구, 무지내전근, 2개의 내측 충양근, 공간근	■ 손목굴곡과 척측변위 약해짐 ■ 제5수지굴곡약화 ■ 손가락 외반 내반 약화 ■ 베네딕트 징후 (Benediction sign)	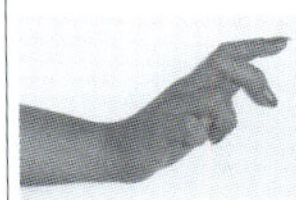	갈퀴손 = 정중신경과 척골신경 손상 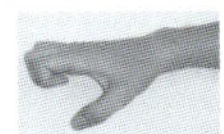

Source for top figure: From Levangie, PK, & Norkin, CC Joint Structure & Function: A Comprehensive Analysis. 3rd ed. FA Davis, Philadelphia, 2001, page 107.

Source for middle and bottom figures: From Starkey C, & Ryan J. Orthopedic & Athletic Injury Evaluation Handbook, FA Davis, Philadelphia, 2003, pages 295–6.

특수 검사

상지신경역학 검사

■ 11페이지 참조

손목과 손 검사

손목 내반 검사

목적: 요측 측부인대 검사
자세: 요골과 척골을 안정시키고 손목을 중립으로 한다.
방법: 손목에 내반력을 가한다.
해석: 양성 검사 = 관절면 통증 또는 불안정증

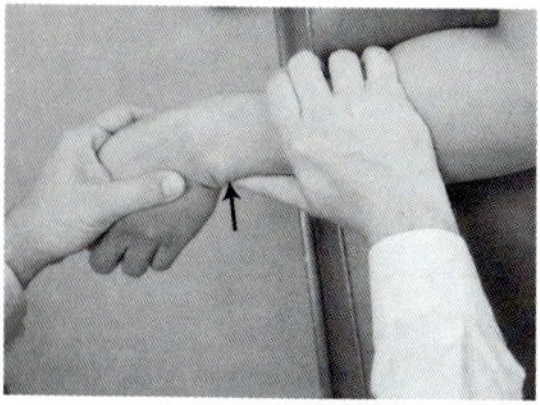

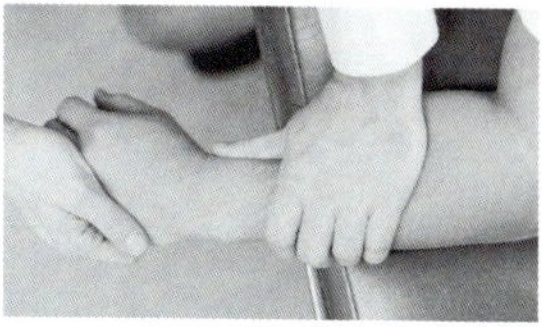

손목 외반 검사

목적: 척측 측부인대 검사
자세: 요골과 척골을 안정시키고 손목을 중립위치로 한다.
방법: 손목에 외반력을 가한다.
해석: 양성 검사 = 관절면 통증 또는 불안정증

수지내반/외반검사

목적: 내외측 측부인대검사
자세: 근위지골을 잡고 손가락을 중립위로 한다.
방법: 내 · 외반력을 가한다.
해석: 양성 검사 = 관절면 통증 또는 불안정증

Finkelstein 검사

목적: 드퀘벵 증후군 검사
자세: 엄지손가락을 감싸며 주먹을 쥔다.
방법: 척측으로 손목을 전위시킨다.
해석: 양성 검사 = 단무지신전근과 장무지외전근을 따라서 통증

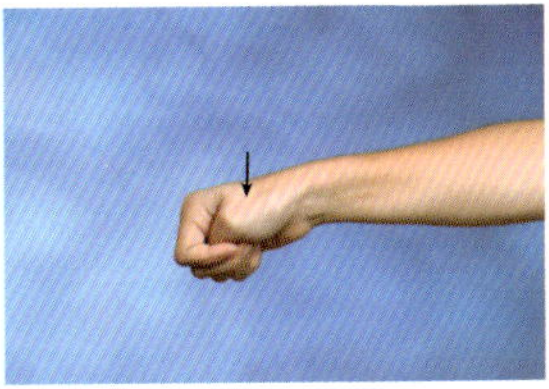

팔렌(Phalen) 검사

목적: 수근관터널증후군 검사
자세: 손에 긴장을 푼다.
방법: 양손의 손등이 만나도록 손목을 완전히 꺾고 1분간 유지
해석: 양성 검사 = 정중신경 분포 주위로 저리고 감각이 저하됨

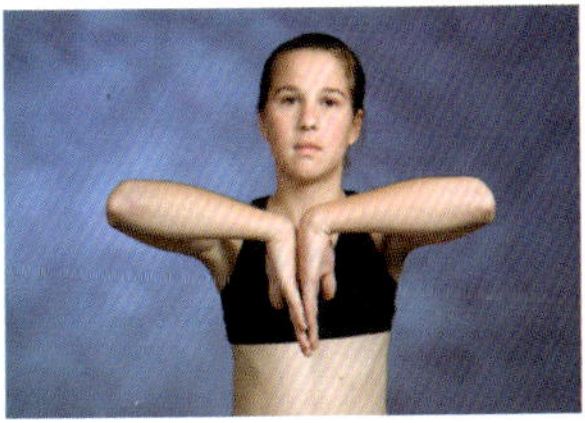

기도징후(역팔렌검사)

목적: 수근관터널증후군 검사
자세: 손에 긴장을 푼다.
방법: 손목을 완전히 제쳐 손바닥이 맞닿도록 하고 1분간 유지
해석: 양성 검사 = 정중신경 분포 부위에 따라 저리고 감각이 저하됨

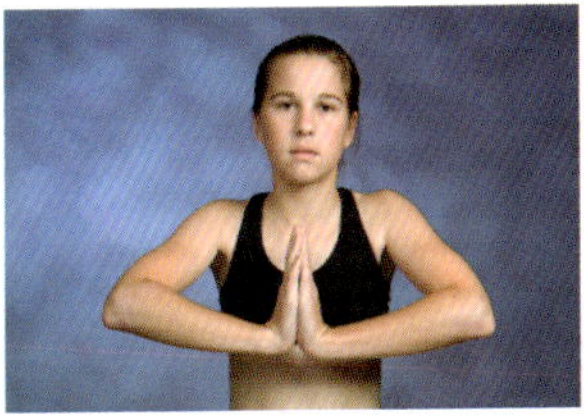

Froment 징후

목적: 척골신경마비로 인한 무지내전근 평가
자세: 엄지손가락과 검지손가락사이에 종이를 낀다.
방법: 종이를 빼려고 시도한다.
해석: 양성 검사 = 엄지의 원위지를 구부리려고 한다(척골신경마비로 무지 내전근이 약하기 때문).

Wartenberg 검사

목적: 팔꿈치에서 척골신경 압박 검사
자세: 상지의 긴장을 풀고 받쳐 준다.
방법: 제5수지를 저항을 주며 내전시킨다.
해석: 양성 검사 = 제5수지 내전력 약화

머피(Murphy) 징후

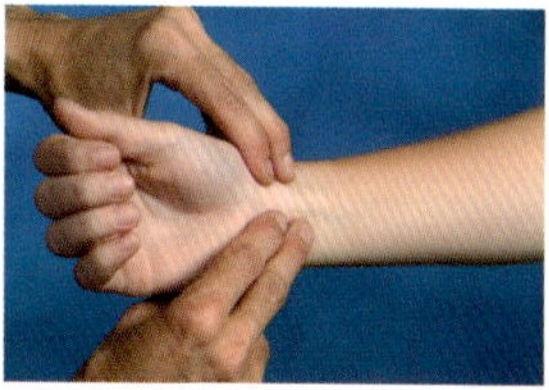

목적: 원상골 탈구 검사
자세: 주먹을 쥔다.
방법: 중수골의 정렬을 관찰
해석: 양성 검사 = 정상적으로 제3중족골이 주위보다 길어야 하나 월상골 탈구시 제2, 제4중족골과 같은 레벨이다.

알렌(Allen) 검사

목적: 요골척골동맥 폐쇄 검사
자세: 회전 후 손에 긴장을 푼다.
방법: 시술자는 환자의 요골과 척골 동맥을 누르고 환자도 여러번 주먹을 폈다 쥐었다 반복 후 한쪽을 꿰면 5초 내에 패가 돈다
해석: 양성 검사 = 혈관사이에 혈액순환에 차이가 있거다 손바닥의 색깔이 5초 내에 회복되지 않는 경우

삼각연골인대 복합체 부하 검사(TFCC)

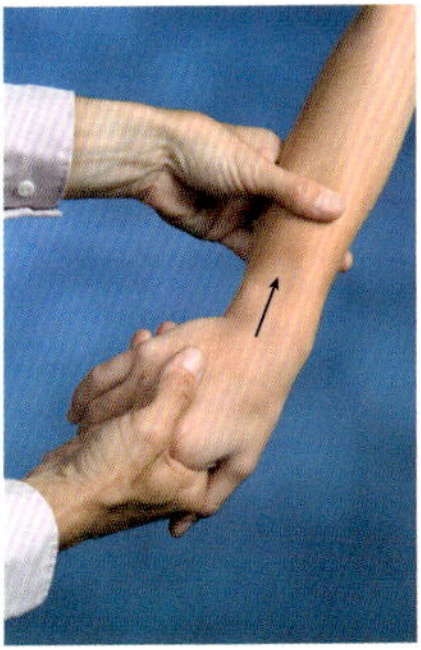

목적: 삼각연골인대 검사
자세: 척골변위
방법: 제5중족골을 통해 삼각연골 인대에 부하를 가함
해석: 양성 검사 = 통증

삼각연골인대 압박검사/회외전 거상 검사

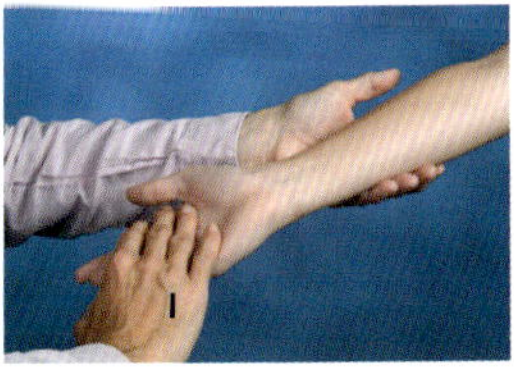

목적: 삼각연골인대 검사
자세: 팔꿈치를 90∴ 굴곡하고 전완부를 회외전한다.
방법: 저항을 이기면서 팔목을 구부린다.
해석: 양성 검사 = 삼각연골 인대의 통증

틴넬(Tinel) 징후

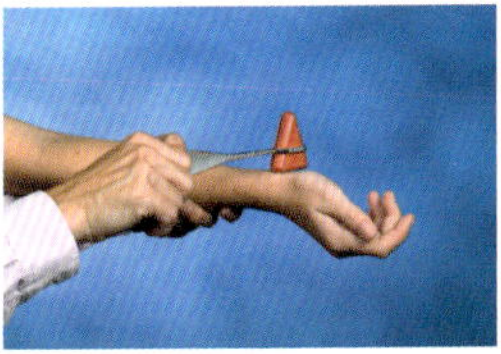

목적: 수근관터널증후군
자세: 상지를 회외전한 후 지지해 준다.
방법: 손목과 바닥쪽을 두드린다.
해석: 양성 검사 = 정중신경분포 부위 저린감

감별진단	
병리 / 발생기전	징후 / 증상
콜레스골절 또는 스미스 골절 – 손을 뻗고 넘어진 후 원위 요골부에 발생 ; 50세이상의 어른에서 흔함, 반면에 어린이에서는 나뭇가지 골절(Greenstick 골절) 또는 성장판 손상	■ 스너프박스에 압통 ■ 부종 및 출혈 ■ 관절운동이 감소되면서 구조적인 변형이 옴 ■ 후전방사면, 측면 방사선 촬영을 통해 확진. 콜레스 골절 = 원위골편이 후방으로 전위되고 스미스골절 = 원위골절이 전방으로 전위됨
듀피트렌구축 – 제4, 5수지의 수장판 근막이 구축되어 제4, 5수지가 구부러지는 변형 발생; 원인미상(당뇨병과 연관시 제3, 4수지에 발생; 간질과 가족력 40대 이후	■ 척골측의 수장근막의 연부조직이 뭉쳐짐. natatory 인대의 구축 ■ 통증은 없으나 중수수지관절을 펼 수 없다. ■ 수주 또는 수년 후 재발하기도 함 ■ CT나 MRI로 확진
남자방아쇠수지 – 수작업이나 주먹쥐는 작업을 많이 할 경우 활액막의 윤활작용을 넘어서 과도한 일을 하는 경우 발생. 당뇨나 40세 이후에 많이 발생	■ 중수수지관절 주위에서 굴곡건을 움직일 때 굴곡건에 통증 발생 ■ 손가락이 구부러지기 힘들다. ■ 아침에 손가락이 구부러진 채로 잠김, 수동적으로 손가락을 펴야함. 이 때 똑딱거리는 느낌과 함께 약간의 통증 발생 ■ CT나 MRI로 확진

(다음페이지에 계속)

감별진단(계속)	
병리 / 발생기전	**징후 / 증상**
드퀘벵 증후군 – 장무지 외전근 및 단무지 신전근의 건활액막염; 서서히 시작되며 집게 동작, 손으로 잡기 등의 동작과 관련	■ 무감각, 저린감, 붓기는 없다. ■ 엄지의 외전시 통증 ■ 통증은 원위 전완부로 퍼짐 ■ 맥박은 정상 ■ Finkelstein 검사 ■ CT나 MRI로 확진. 통풍을 배제해야 함
수근관터널 증후군 – 반복적인 외상과 과사용; 여자에서 더 많이 발생하고 임신 중 발생할 수 있다. 81페이지 참조	■ T무지구가 위축되나 붓기와 이영양증은 없다. ■ 정중신경 부위를 따라 밤에 감각 이상 ■ 엄지 손가락 약화와 무지 대립 소실 ■ 양성검사 : Phalen 검사, 역 Phalen 검사,Tinel 징후 양성 ■ 흉곽출구 증후군과 감별 필요 ■ 맥박은 정상 ■ 수장 측 감각 보존 ■ 경추 문제와 감별 필요 ■ CT나 MRI로 확진
회내원근 증후군 – 회내원근에 의한 정중신경 압박	■ 상지의 무거운 감각 호소 ■ 회내 운동시 통증 ■ Phalen's Tinel 징후 음성, 신경전달 속도 감소 ■ 회내원근 부위의 통증 ■ 수근관 터널증후군과 비슷하나 밤에 통증이 없다. ■ MRI나 CT로 확진

(다음페이지에 계속)

감별진단(계속)

병리 / 발생기전	징후 / 증상
사냥터 무지 – 요측으로 가해지는 힘에 의해 척측 측부인대 손상	■ 국소적인 통증과 부종 ■ 척측 측부인대의 압통 ■ 외반력 검사 양성 ■ MRI로 확진. 골절 등을 감별
삼각섬유 연골인대 복합체 – 회내전하면서 팔을 뻗고 넘어질 때 회전력에 의해 손상	■ 양성 검사 : 부하압박 검사 ■ 주먹쥐는 힘이 약해지고 관절 운동시 통증 ■ TFCC 부위에 압통 ■ MRI나 관절 조영술로 진단
결절종 – 손목에 가장 흔한 종괴. 원인은 모르며 반복적인 동작과 관계 있는 것으로 생각 됨	■ 국소적으로 피막에 둘러싸인 둥근 종괴 ■ 운동시나 압박에 의한 통증 ■ 단순 방사선 검사나 MRI, CT에서 발견되지 않을 가능성 높다.
월상골 탈구 –손을 뻗고 넘어지며 발생	■ 머피(Murphy) 징후 양성 ■ 월상골 주위 압통 ■ 관절 운동시 통증 ■ 정중신경자극시 이상 감각 올 수도 있음 ■ x-ray로 확진, 골절과 감변
건 파열 – 외상에 의해 발생	■ 부종과 건 파열 부위의 압통 ■ 관절 운동 실패: ◆ 장무지신근 = 망치 수지 변형 ◆ 장무지굴곡근 = 무지지간관절 굴곡 실패 ◆ 수지신전근 = 수지의 신전 불가능 ◆ 심수지굴곡근 = 원위지간관절 굴곡 실패 ◆ 천수지굴곡근 = 근위지간관절 굴곡 실패 ■ MRI나 CT로 확진

(다음페이지에 계속)

감별진단(계속)

병리 / 발생기전	징후 / 증상
복합국소통증 증후군 – 원인미상, 외상후 발생 See stages below	■ 과민신경, 과다발한 ■ 조직의 경직 ■ 근육 퇴화, 골다공증 ■ 이영양증 및 부종 ■ 혈관운동 불안정성
레이노드 증후군 – 추위에 의해 야기된 수지 혈관의 수축 및 허혈	■ 창백, 파래진 후 다시 빨갛게 됨 ■ 흉곽출구증후군과 감별 ■ 경추질환 감별 ■ 관절운동, 힘, 감각은 정상 ■ 도플러 혈관검사로 확진
복합국소통증증후군	
1단계	■ 작열감, 쑤시는 통증, 압통, 관절 강직 ■ 부종, 온도 변화 ■ 손톱 성장 촉진, 손등 털 성장 촉진
2단계	■ 통증, 부종, 관절 강직 증가 ■ 통증의 범위가 넓어짐 ■ 피부의 색깔과 질감이 변화
3단계	■ 통증은 팔 전체로 전이됨 ■ 신경전달 속도 감소 ■ 근육 퇴화

척수 손상시 내과적인 확징 징후

- 20세이하 또는 55세 이상에서 계속되는 야간 통증 및 대소변조절 장애, 하지 이상, 악성종양의 과거력, 기계적이 아닌 통증, 적혈구 침강 속도 25 이상
- 정중앙 흉부통증 = 심근경색, 담낭질환
- 제 6~10 흉추통증 = 위궤양
- 전립선 암의 기왕력
- 맥박과 함께 발생하는 허리 통증 = 혈관 문제(대동맥류)
- 척추 주위의 털 = 이분척추증
- 검은 갈색점 = 신경섬유종증
- 척추상부와 목 통증이 깊은 심호흡이나 기침 웃음과 함께 발생, 최근의 경력은 열, 상기도염, 감기 등
- 경부 임파절 종창, 심한 가려움, 불규칙적인 열 = 호지킨씨 임파종
- McBurney 부위의 통증 = 전상장골극에서 배꼽까지의 거리에서 1/2 지점의 압통 = 급성 충수염

척추 이상의 만성화를 시사하는 위험 요소

- 같은 부위의 감각 저하와 이상 감각 (Numbness & Paraesthia in the same distribution)
- 과거요통 (Previous LBP)
- 흡연자 (Smoker)
- 요통에 의한 작업 소실 (Total work loss secondary LBP)
- 우울증 (Depression)
- 개인적 기왕력-술, 결혼, 금전 문제 (Personal px-alcohol, marital, financial)
- 운동부족, 비만 (Poor fitness)
- 하지의 방사통 (Radiating LE pain)
- 부정적인 법률 문제 (Adversarial legal proceedings)
- 낮은 직업 만족도 (Low job satisfaction)

검사 도구

만성통증의 경부 장애 정도

통증 강도	작업
__ 현재 통증 없음 __ 아주 약한 통증 __ 중간정도의 통증 __ 상당히 심한 통증 __ 매우 심한 통증 __ 상상할 수 있는 가장 심한 통증	__ 하고자 하는 일을 할 수 없음 __ 평소 일은 해도 무리하지는 못함 __ 대부분의 평소 일을 해냄 __ 평소일을 해내지 못함 __ 거의 일을 알 수 없음 __ 어떤 일도 하기 힘듬
개인 활동(세수, 옷입기 등)	**집중도**
__ 통증없이 자신을 돌볼 수 있다. __ 자신을 돌볼 수 있으나 상당한 통증 수반 __ 상당한 통증을 수반하며 매우 천천히 조심해야 함 __ 도움을 필요로 함 __ 매일 대부분의 일에 도움을 필요로 함 __ 옷을 입고 세수를 할 수 없으며 침대에서 지냄	__ 별어려움 없이 완전히 집중 가능 __ 약간 어려우나 집중 가능 __ 상당히 어려움 __ 매우 어려움 __ 너무 힘들어 집중이 어렵다. __ 집중할 수 없다

(다음페이지에 계속)

만성 통증의 경부 장애 정도(계속)	
들기 __ 별다른 통증 없이 무거운 물건을 들 수 있다. __ 어느 정도의 통증 유발 __ 통증으로 바닥에서 들 수도 없으나 책상 위에 놓인 겨우 다를 수 있다. __ 편하게 놓여 있는 경우 다를 수 있다. __ 아주 가벼운 것만 들 수 있다. __ 아무것도 들 수 없다.	**운전하기** __ 목의 통증없이 운전할 수 있다. __ 약간의 목 통증을 느낀다. __ 상당한 통증을 느낀다. __ 상당한 통증으로 운전하기 힘들다. __ 매우 심해 거의 운전할 수 없다. __ 통증으로 운전을 못한다.
읽기 __ 목통증 없이 독서 가능 __ 약간의 목통증 동반 __ 중간정도 통증 동반 __ 매우 통증이 심해 읽기가 어려움 __ 거의 읽을 수 없음 __ 통증으로 읽지 못한다.	**여가 활동하기** __ 목 통증없이 모든 여가활동 가능 __ 약간의 통증을 유발 __ 상당한 통증 동반 __ 상당한 통증으로 일부에만 참가 __ 거의 여가활동 할 수 없다. __ 완전히 못한다.

(다음페이지에 계속)

만성 통증의 경부 장애 정도(계속)	
두통	**수면**
__ 전혀 통증이 없다.	__ 수면에 문제가 없음
__ 가끔 약간의 통증	__ 거의 l 문제가 없음(1시간 이하의 장애)
__ 가끔 중등도의 통증	__ 약간 문제가 됨(1~2시간 장애)
__ 자주 중등도의 통증	__ 중등도의 장애(2~3시간 장애)
__ 가끔 매우 심한 통증	__ 상당한 장애(3~5시간 장애)
__ 거의 항상 통증	__ 매우 심하게 불편함(5~7시간 장애)
점수:	

점수: 내림순으로 점수를 매긴다. 가장 위의 문항이 ○이며 가장 아래가 5점 : 점수가 높을 수록 장애가 심해진다.

Source: Lewis C, Wilk K, Wright R. The Orthopedic OutcomesToolbox. Virginia: Learn Publications.

Oswestry 요통 질문표

모든 부분에서 당신의 상황에 가장 가까운 상황에 표시하시오

통증 정도

__ 진통제 없이 통증에 견딜 수 있다.
__ 진통제 없이 견딜 수 있으나 상당한 통증이 있다.
__ 진통제로 통증이 잘 조절된다.
__ 진통제로 어느 정도 통증이 조절된다.
__ 진통제로 통증이 조절이 잘 안된다.
__ 진통제는 효과가 없어 사용하지 않는다.

서 있음

__ 별다른 통증없이 오래 서 있을 수 있다.
__ 원하는 만큼 오래 서 있을 수 있으나 상당한 통증이 있다.
__ 통증으로 1시간 이상 서 있을 수 없다.
__ 통증으로 30분이상 서 있을 수 없다.
__ 통증으로 10분이상 서 있을 수 없다.
__ 통증으로 전혀 서 있을 수 없다.

개인 위생(씻기, 옷입기)

__ 별 통증없이 자신을 돌볼 수 있다.
__ 통증이 약간 있으나 자신을 돌볼 수 있다.
__ 상당한 통증이 있어 느리고 조심스럽다.
__ 다른 사람의 도움이 필요하다.
__ 대부분 다른 사람의 도움이 필요하다.
__ 입고 씻을 수 없고 침대에 누워 지낸다.

수면

__ 잠을 방해하지 않는다.
__ 약을 먹고 잠을 잘 잔다.
__ 약은 먹어도 6시간 이상 자기 힘들다.
__ 약을 먹어도 4시간 이상 자기 힘들다.
__ 약을 먹어도 2시간 이상 자기 힘들다.
__ 통증 때문에 거의 못 잔다.

(다음페이지에 계속)

Oswestry 요통 질문표(계속)

물건 들기	성생활
__ 별통증 없이 무거운 물건을 들 수 있다. __ 통증이 있으나 무거운 물건을 들 수 있다. __ 통증으로 무거운 물건 들기 힘들다. __ 통증이 있으나 물건이 잘 놓여 있으면 들 수 있다. __ 가벼운 것 밖에 못든다. __ 아무것도 들 수 없다.	__ 성생활이 정상이다. __ 비교적 정상이나 통증이 있다. __ 거의 정상이나 상당한 통증이 있다. __ 통증으로 제약이 심하다. __ 통증으로 거의 성생활이 없다. __ 모든 성생활을 못한다.
보행	**사회생활**
__ 걷는데 지장이 없다. __ 1마일 이상 걷기 힘들다. __ 반마일 이상 걷기 힘들다. __ 지팡이나 목발이 필요하다. __ 대부분 침대에 있고 기어서 화장실에 간다.	__ 정상적인 사회생활을 한다. __ 통증이 있으나 정상적인 사회생활을 한다. __ 춤등 힘이 많이 드는 생활은 하기 힘들다. __ 통증으로 잘 어울릴 수 없다. __ 거의 집에만 있다. __ 거의 사회생활을 할 수 없다.

(다음페이지에 계속)

Oswestry 요통 질문표(계속)	
앉기	**여행하기**
__ 의자에 앉는데 불편함이 없다.	__ 통증없이 여행할 수 있다.
__ 적절한 의자가 필요하다.	__ 상당한 통증을 동반한다.
__ 1시간이상 앉기 힘들다.	__ 통증이 심해 2시간이상 여행하기 힘들다.
__ 30분이상 앉기 힘들다.	__ 통증으로 1시간이상 여행하기 힘들다.
__ 10분이상 앉기 힘들다.	__ 30분이하로만 여행한다.
__ 앉을 수 없다.	__ 병원가는것 제외하고 나갈 수 없다.
점수:	

점수: 내림순으로 매기며 위가 0이고 아래가 5점으로 총점에 2를 곱한다.

Results: 0–20% = 약간의 장애; 20–40% = 상당한 장애; 40–60% = 심한 장애 ; 60–80% = 불구상태 ; 80–100% = 매우 심해 누워만 있는 상태

Source: Lewis C, Wilk K, Wright R. The Orthopedic OutcomesToolbox. Virginia: Learn Publications.

Ransford 통증 지도

어디에 통증이 있는지 표시하고 어떤 종류의 통증이 있는지 쓰시오.
통증을 기술하기 위해 아래의 표지자를 사용하시오. 현재 상태나 부상과 관련없는 것은 표시하지 마시오.

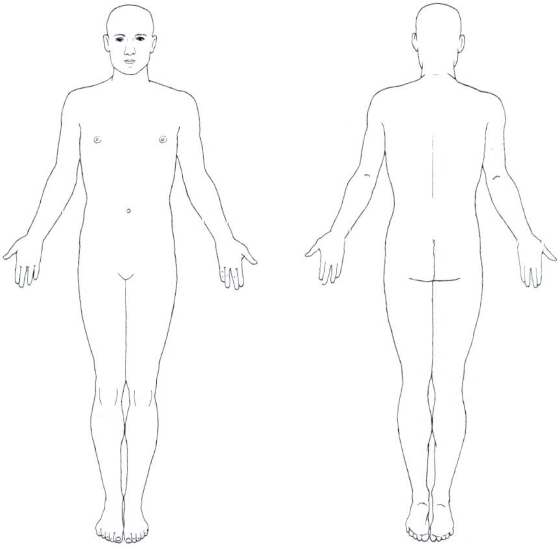

/// 쑤시는 통증	XXX 타는 듯한 감각
000 찌르는 통증	= = = 감각이 무뎌짐

Ransford 평가 방법:

- 그리기 힘든 경우(아래의 경우 각각 2점을 부여하시오)
  - 다리전체 통증
  - 다리의 앞쪽 통증
  - 경골 전방부 통증
  - 다리 후방과 무릎 통증
  - 대퇴부를 둘러싸는 통증
  - 다리 외측 통증
  - 양쪽 발 통증
  - 발을 둘러싸는 통증
  - 무릎과 발목 통증
  - 다리 전체에 퍼지는 통증
  - 배 전체에 통증
- 확장이나 확대를 통해 그리기
  - 요통이 장골극과 서혜부 앞쪽으로 뻗어 나갈 때
  - 통증이 도면 밖으로 그려질 때
- 부가점 설명, 동그라미, 선, 화살(각각 1점 부여)
- 통증부위가 큰 경우 2점, 작은 경우 1점으로 평가

Interpretation: 3점 이상시 정신적 요인에 의해 영향을 받을 가능성이 있다.

점수:

McGill 통증 질문표 간략형

방법: 다음 통증에 대한 기술을 읽고 느껴지는 통증을 표시하시오.

1 = 없음 2 = 약한 통증 3 = 중등도 통증 4 = 매우 심한 통증

	쿡쿡 쑤심
	쏘는 듯함
	칼로 찌른 듯함
	날카롭게 자르는 듯함
	쥐어짜는 듯함
	뼈가 갈리는 느낌
	불에 데는 듯함
	아프다
	무겁다
	만질때 아프다
	찢어지는 느낌
	매우 피곤함
	병적이다
	두렵다
	매우 잔인하다

점수:

점수가 높을수록 강도가 강하다.

현재 통증 강도 지수

방법: 아래 기술에 맞는 점수를 표시하시오.

0 = 통증 없음
1 = 약간
2 = 번거로움
3 = 상당한 스트레스 유발
4 = 두려움
5 = 잘리는 듯한 느낌

통증 전이 양상

내장 기초부터 피부종의 통증 전이 양상

내장기	신경절	전이양상
인두		동측의 귀 부위
심장	T1−5	흉골, 목
기관지− 폐	T2−4	어깨, 가슴, 왼쪽 팔
식도	T5−6	목, 팔, 흉골(유두 부위)
위	T6−10	흉곽 아래부위에서 위장관 상부
담낭	T7−9	상복부, 견갑골 하방
이자(췌장)	T8−9	상부 요추, 상복부
신장	T10−L1	상부요추, 배꼽부위
방광	T11−12	하부 요추, 하복부, 서혜부

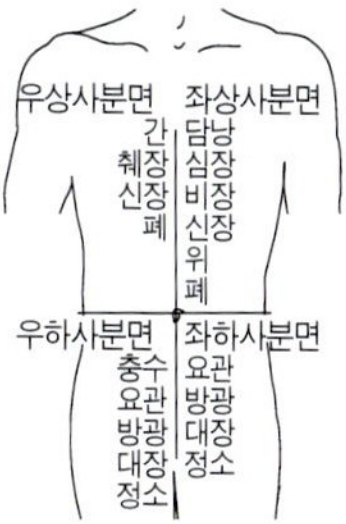

Source: From Starkey C, Ryan, J. Orthopedic & Athletic Injury Evaluation Handbook. Philadelphia: FA Davis, 2003, pages 224-5.

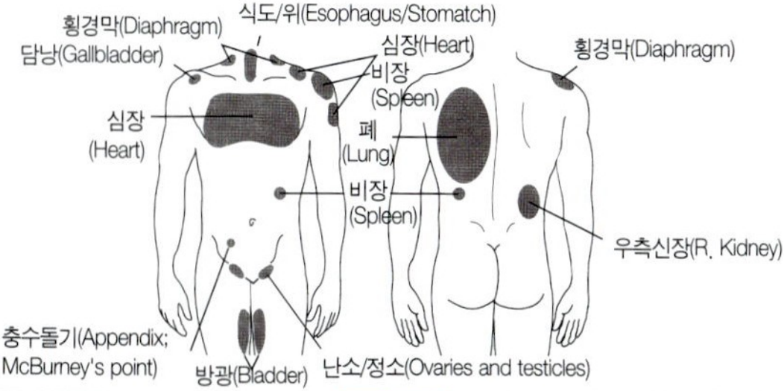

두통	
통증양상	가능한 원인
급성	외상, 감염, 뇌혈관 전구 증상
만성	눈의 피로, 술, 적절치 못한 환기
매우 심하고 강한 통증	뇌막염, 뇌동맥류, 뇌종양
박동치는 통증	편두통, 열, 혈압, 대동맥 판막 부전
계속되는 통증	근육 수축
조조(아침)통증	부비동염(삼출액 동반), 술, 혈압, 잠자는 자세
오후 통증	눈의 피로, 근육긴장
야간 통증	뇌내 병변, 신장염
전방 통증	부비동염, 신장염
측두부 통증	눈과 귀의 병변, 편두통
후두부 통증	디스크 탈출증, 눈의 피로, 혈압
전정부 통증	뇌막염, 변비, 뇌종양
얼굴 통증	부비동염, 삼차신경통, 치주병변, 뇌종양
찌르는 통증	귀의 팽만감, 이명, 어지러움=중이염
매우 심한 통증	발열, 후두부강직 징후 = 뇌막염
매우 심하고 갑작스러운 통증	혈압상승 = 지주막하 출혈
간헐적인 통증	의식 변화 동반 = 경막하 혈종

피부 신경분포(피부절, Dermatomes)

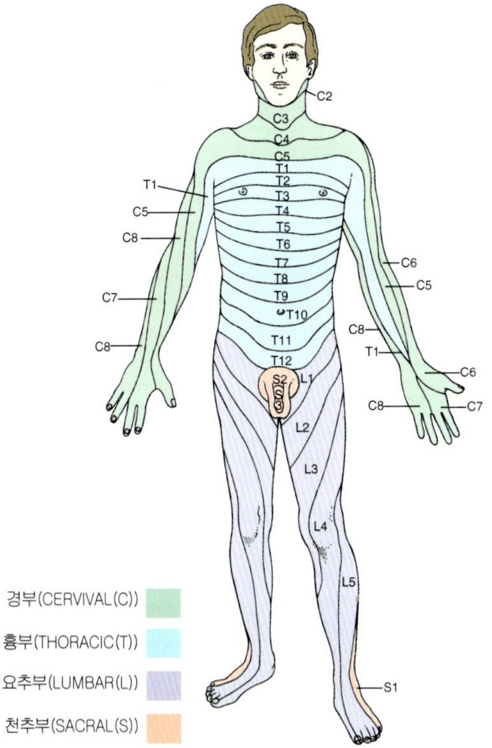

Source: From Taber's 20th edition. FA Davis, Philadedphia, 2005, p. 571.

근육통의 전이 양상

사각근(Scaleni)

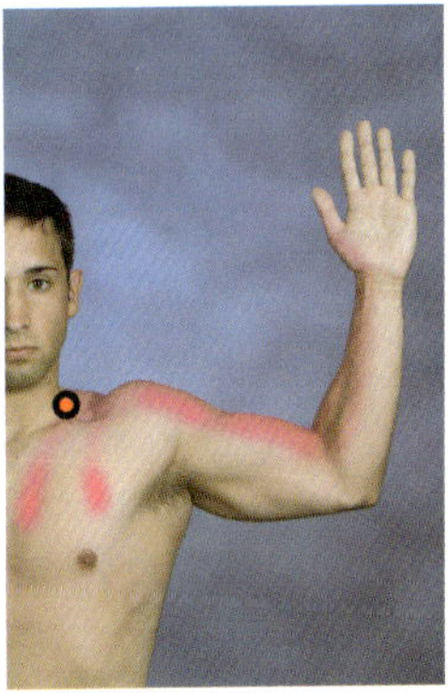

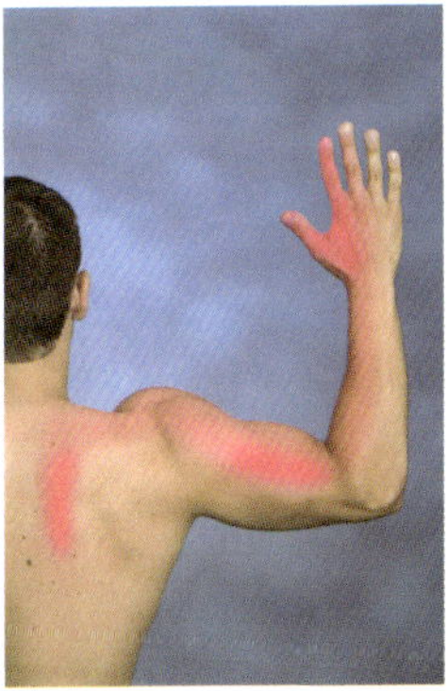

흉쇄유돌기근(Sternocleidomastoid)

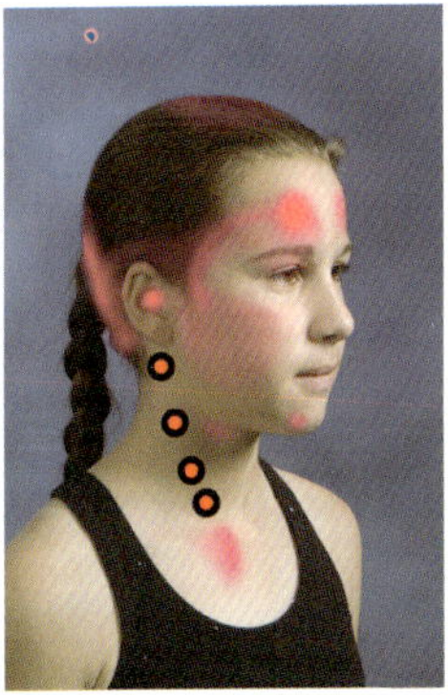

승모근(Trapezius)

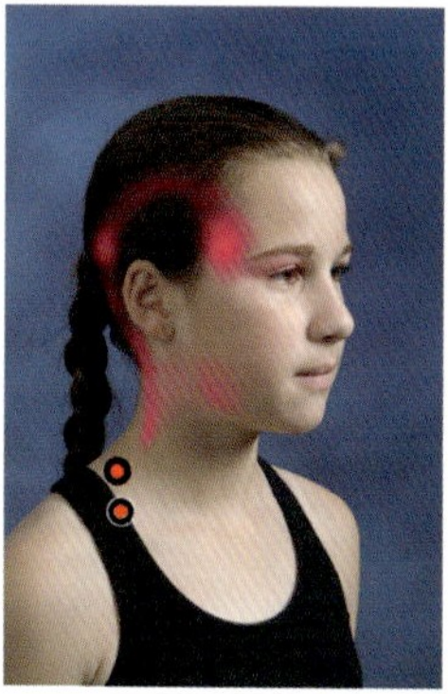

광배근(Latissimus dorsi)

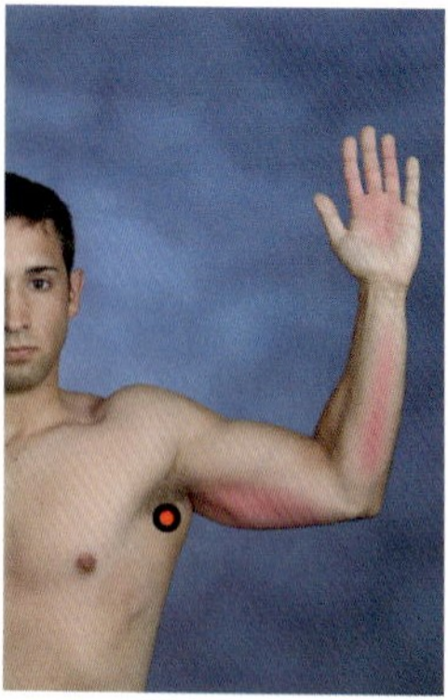

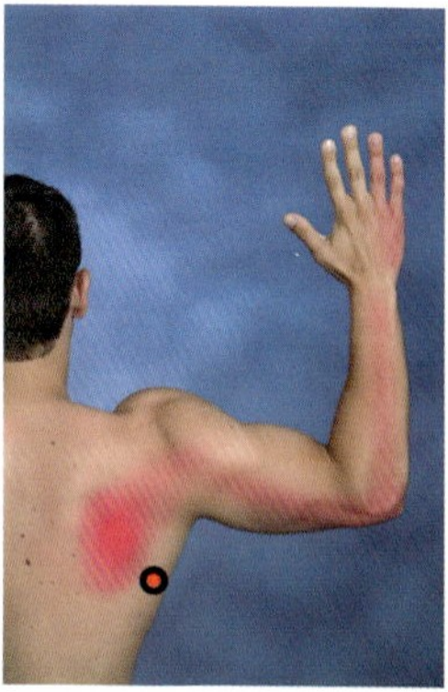

요방형근(Quadratus lumborum)

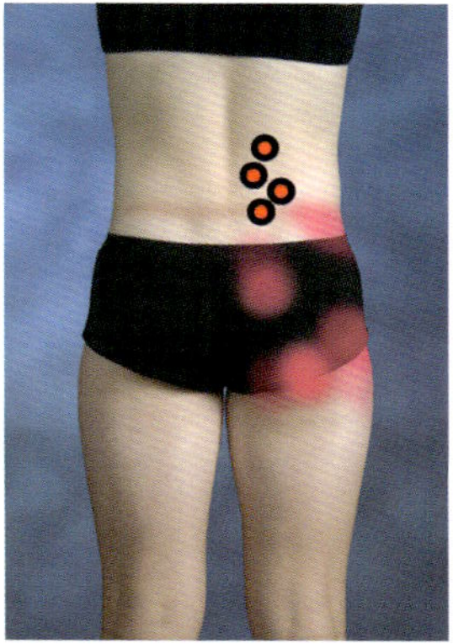

대둔근(Gluteus maximus)

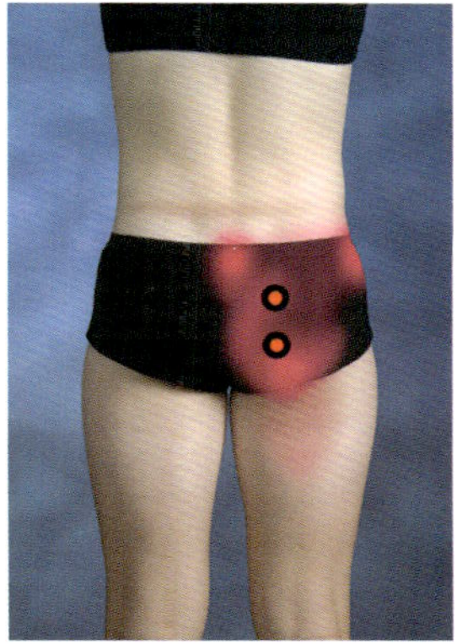

이상근(Piriformis)

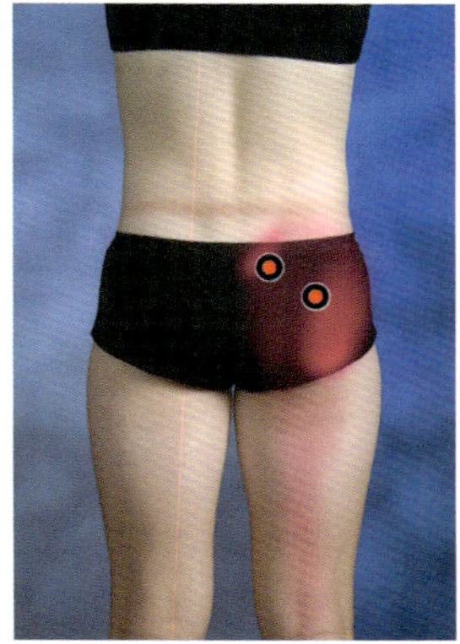

촉지 요형

해부학적 기준

척추 레벨	신경분포 위치
C1	유돌기에서 손가락 1개 거리 아래
	후두 돌출부에서 두 손가락 아래
C2	하악골 각 부위
	후두 돌출부에서 세 손가락 아래
C3-4	설골후방
C7	경추 후방에 가장 돌출된 부위
T2	견갑골의 상부각
T7	견갑골의 하부각
T10	흉골검상돌기
T12	12번째 늑골
L3	배꼽 후방
L4	장골능
S2	후상장골극
Tip of coccyx	좌골 돌기

- ***경부 전방의 근육들***(내측 앞쪽에서 외측 후방으로 주행) = 흉쇄유돌기근의 흉쇄 부위, 흉설골근, 흉쇄유돌기근의 쇄골 부위, 쇄골하 정맥, 전사각근, 쇄골하 동맥, 상완 신경총, 중사각근, 후상각근, 견갑거상근
- ***경부 후방의 근육들***(내측에서 외측) = 두직근, 반극근, 두판상근, 두최장근
- ***흉추와 요추 후방의 근육들***(내측에서 외측으로) = 극근, 최장근, 장늑근

하지 길이에 영향을 미치는 병적 상태와 보상 작용

하지 길이 증가	하지 길이 감소
■ 천추의 전방 회전 ■ 고관절 신전 ■ 고관절 외회전 ■ 발의 회외전	■ 천추의 후방 회전 ■ 고관절 굴곡, 내회전 ■ 하지의 원형회전 ■ 무릎관절 굴곡 ■ 무릎의 외반/내반 ■ 발의 회내전

관절 운동 범위

경부 정상 운동 범위

운동	분절 위치	각도
앞뒤 굴곡	후두하부(고개 끄덕이기)	20–25°
	경추 중간 부위	30–35°
측굴곡	후두하부(제1, 2 경추 사이)	20°
	경추 중간 부위	25°
회전	후두 하부	35°
	경추 중간 부위	45°

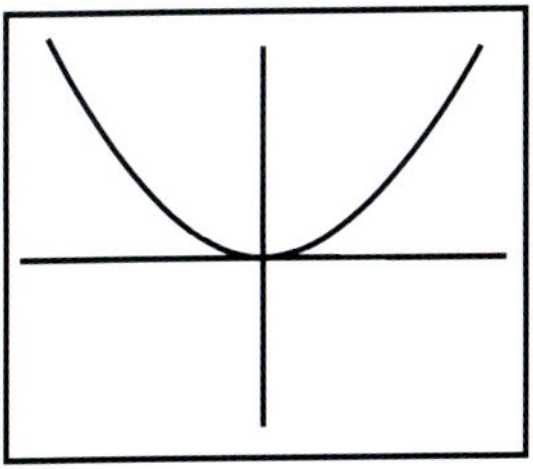

흉추부 정상 운동 범위

운동	각도
앞굴곡	20–40°
뒤굴곡	15–30°
측방굴곡	25–30°
회전하기	5–20°

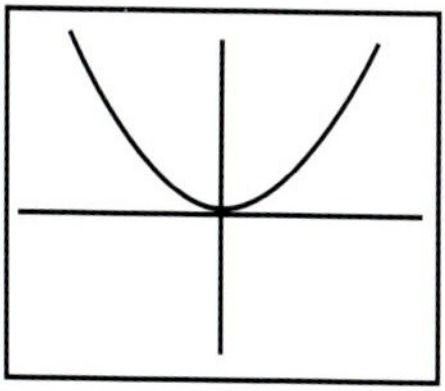

요추부 정상 운동 범위

운동	각도
앞굴곡 = 가장큼 @ L4–5	40–60°
뒤굴곡	20–25°
측방굴곡 = 가장큼 @ L3–4	15–35°
회전하기 = 가장큼 @ L4–S1	5–20°

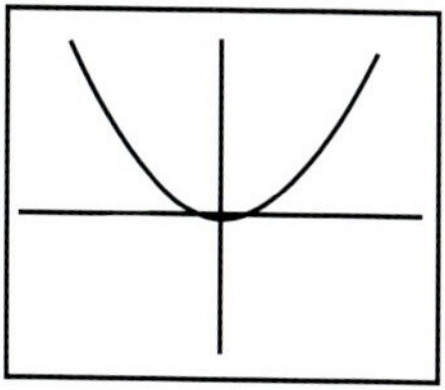

요추 운동 범위 측정 방법:

- **Schober 검사** = 제5요추를 찾고 5cm 상부와 10cm 아래에 표시하고 환자로 하여금 허리를 구부리게 하며 두점 사이가 멀어지는 것을 측정, 5cm 이상 증가시 정상
- **변형 Schober 검사** = 양PSIS 사이에 점을 만들고 여기서 5cm 상방, 10cm 하방에 표시한 후 같은 방법으로 시행
- **경사 계도** = 서있는 상태로 경사계를 천추부에 위치시키고 다른 1개는 12번 흉추에 위치시켜 허리를 앞으로 구부리게 한 후 각도의 차를 구한다.

척추의 골 역동학

밀접한 관계의 관절 운동

기본 개념:

- 고관절의 운동은 골반의 운동과 조화를 이룬다.
- 요추의 운동은 천추와 관계된다.
- 앞으로 구부리는 동작은 시상면에서 전방으로 기울어 진다.
- 뒤로 구부리는 동작은 시상면에서 후방으로 기울어 진다.

관절 운동	골반골	천추
고관절 굴곡	동측 후방 회전	Ø
고관절 신전	동측 전방 회전	Ø
고관절 내회선	돈측으로 내회전	Ø
고관절 외회전	동측으로 외회전	Ø
요추 전방굴곡	전방 회전	전방으로 기울어짐
요추 후방굴곡	약간 후방 회전	전방으로 기울어짐
요추 회전	동측 후방회전과 반대측 전방 회전	동측으로 기울어짐
요추 측방굴곡	동측 전방회전과 반대측 후방회전	동측으로 측방굴곡함

척추 운동의 관절 동역학			
후두–제1경추 관절	오목한 면: 상부C1 관절면 볼록한 면: 후두부	*굴곡을 원활히 하는 메카니즘:* 후두가 앞으로 돌면서 후방으로 미끄러짐	*신전을 원활히 하는 메카니즘:* 후두가 후방으로 돌면서 전방으로 미끄러짐
제1~2 경추 관절	오목한 면: 하부 C1 관절면 볼록한 면: 상부 C2 관절면	*굴곡을 원활히 하는 메카니즘:* C1이 C2(축주)에 대해 회전함	*신전을 원활히 하는 메카니즘:* C1이 C2에 대해 후방으로 구부러짐
그 외 경추 관절	관절면이 수평면과 관상면에 대해 45°로 기울어짐	*굴곡을 원활히 하는 메카니즘:* 상부 경추의 하방 관절면이 하부 경추의 상방 관절면을 미끄러져 올라감	*신전을 원활히 하는 메카니즘:* 상부 경추의 하방 관절면이 하부경추의 상방관절면을 미끄러져 내려감
		회전을 원활히 하는 메카니즘: 상부 경추의 하방 관절면이 동측의 관절면에 대해 전후방으로 미끄러짐	*측방굴곡을 원활히 하는 메카니즘:* 상부 경추의 하방 관절면이 동측의 관절면에 대해 좌우로 미끄러짐

(다음페이지에 계속)

척추 운동의 관절 동역학(계속)

그 외 경추관절*	후방관절이 수평면과 시상면 방향으로 위치	*목을 뻗는 동작의 메카니즘:* 아래 경추부가 굴곡할 때 두부경부사이가 신전함	*목을 움추리는 동작의 메카니즘:* 아래 경추부가 신전할 때 두부경부사이가 굴곡함
흉추와 요추**	흉추관절면은 후방 관상면에 위치	*굴곡 동작의 메카니즘:* 상부 척추의 하방 관절면이 하방 관절의 상부 관절면을 따라 앞과 온쪽으로 미끄러짐	*신전 동작의 메카니즘:* 상부척추의 하방관절면이 하부 척추의 상방관절을 따라 뒤와 아래로 미끄러짐
	요추 후방 관절면은 시상면에 위치함	*회전의 메카니즘:* 반대편 상부 척추의 하방 관절면이 하부 척추의 상방 관절면을 누르게 됨	*측방굴곡의 메카니즘:* 상부 척추의 하방 관절면이 반대편으로 미끄러져 올라감

*경추에서 좌측 측굴곡과 측방회전은 동시에 이루어짐.

**요추에서 우측회전과 좌측 측굴곡은 동시에 이루어짐.

자세

경추부:

- 목움추리기 = 경추전방과 하부 경추 후방 관절면이 압박되고 견갑거상근이 지지를 해 주게함
- 어깨의 움추림은 상완 견갑관절의 불안정성으로 유발될 수 있다.

척추 후만곡(구부러진 척추):

- 견갑골의 휴식기 자세와 상완견갑관절의 운동을 방해함
- 고관절 후방 근육이 구축됨
- 고관절 굴곡근육과 하복부 근육의 약화
- 전반적인 근력 감소
- 무릎 과신전 = 무릎 후방과 전방에 비정상적 스트레스 증가
- 골반골이 후방으로 기울어짐
- 고관절 전방과 흉추 후방에 스트레스 증가
- 고관절 후방 인대와 흉추 전방 인대가 수축됨
- 목과 어깨가 앞으로 빠짐

요추 전만증:

- 고관절 굴곡근과 척추 신전 근육이 수축됨
- 고관절 신전근과 복부 근육의 약화
- 골반의 전방으로 기울어짐
- 요추에 전단력 증가
- 후방 관절면에 압박력 증가
- 전방척추 인대가 늘어남
- 요추 추간공이 좁아짐

요추 전만 감소:

- 고관절 신전근이 구축됨
- 고관절 굴곡과 척추신전근육이 약해짐
- 골반골의 후방 기울어짐
- 고관절 후방과 척추 전방에 압박력 증가
- 머리가 앞으로 빠짐
- 무릎이 구부러짐

신경 근육 관계				
운동분절	신경근	운동 - 근육	피부절(피부 분포)	반사
후두–C1	C1	Ø	두개골 상부	Ø
C1–2	C2	경부굴곡–두직근, 흉쇄유돌기근	측두부, 이마, 뒷통수	Ø
C2–3	C3	경부측굴곡–승모근, 두판상근	뺨, 경부	Ø
C3–4	C4	어깨올림–견갑거근, 승모근	쇄골과 견갑골 상부	Ø
C4–5	C5	어깨 외전–삼각근, 극상근/극하근, 이두박근	상완전방부–어깨에서 제1수지의 기저부까지	이두박근 반사
C5–6	C6	팔꿈치 굴곡/팔목 신전–이두박근, 장요수근신전근, 단요수근신전근, 회외근	상완전방부에서 전완부외측, 제 1,2 수지	상완요골근 반사
C6–7	C7	팔꿈치 신전/팔목 굴곡–삼두박근, 척수근굴곡근, 요수근 굴곡근	전완외측, 제 2, 3, 4 수지	삼두박근 반사
C7–T1	C8	엄지손가락 신전/척측변위–장무지 신전근, 단무지 신전근, 척수근 굴곡근, 척수근 신전근	팔의 내측과 전완부에서 제 4, 5 수지	
T1–2	T1	Ø	전완부 내측에서 제 5수지 기저부까지	Ø
T2–3	T2	Ø	흉근과 견갑골 가운데에서 팔과 팔꿈치 내측까지	Ø

(다음페이지에 계속)

신경 근육 관계(계속)				
운동분절	신경근	운동 - 근육	피부절(피부 분포)	반사
T3–5	T3–5	Ø	상흉부	Ø
T5–7	T5–7	Ø	늑골 변연부	Ø
T8–12	T8–12	Ø	복부 및 요추부위	Ø
T12–L1	L1	장요근	대전자부 후방과 서혜부	Ø
L1–2	L2	요근, 장근과 내전근	허벅지 가운데 뒤에서 무릎까지	거간근 반사
L2–3	L3	대퇴사두근	엉덩이 위와 뒤에서 허벅지 앞과 무릎까지	내전근 반사
L3–4	L4	전경골근	엉덩이 내측에서 허벅지 외측과 엄지발가락까지	슬개골 반사
L4–5	L5	장무지 신전근	허벅지 외측, 후방, 발등, 제1, 2, 3 족지	후경골근과 내측 햄스트링
L5–S2	S1–2	둔근, 햄스트링, 비골근, 비복가자미근	허벅지 후방과 다리, 발과 발뒷꿈치의 외측	아킬레스건
S2–3	S3	Ø	서혜부, 허벅지 안쪽에서 무릎까지	Ø
S3–4	S4	방광과 직장	음부 및 성기 부위	Ø

특수 검사

상지신경역학 검사

■ 11페이지 참조

척추 검사

Slump 검사

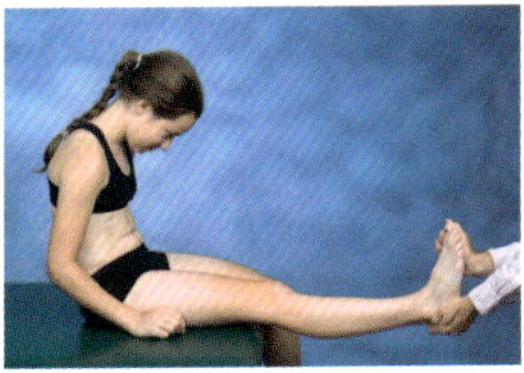

목적: 신경조직의 운동성 검사

자세: 처지고 구부리는 자세로 앉음

방법: 고개를 숙인 자세로 점차 무릎을 펴고 발목을 뒤로 젖힌다.

해석: 양성 검사 = 증상의 재현, 반대편과 비교

Spurling 검사

목적: 신경근과 추간공 평가

자세: 앉는다.

방법: 환자의 뒤에서서 깍지를 낀 손을 머리에 얹고 목을 신전하고 외측으로 구부리면서 압박한다.

해석: 양성 검사 = 전이통 또는 증상의 재현; 추간공을 누를 수 있는 다양한 상태를 나타낸다.

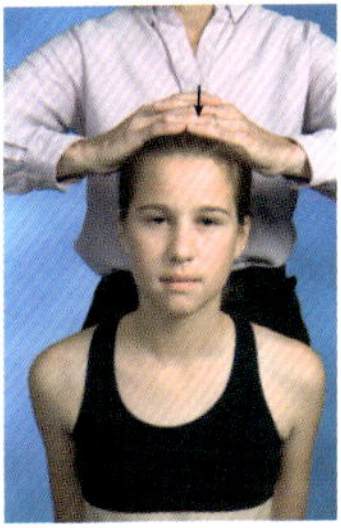

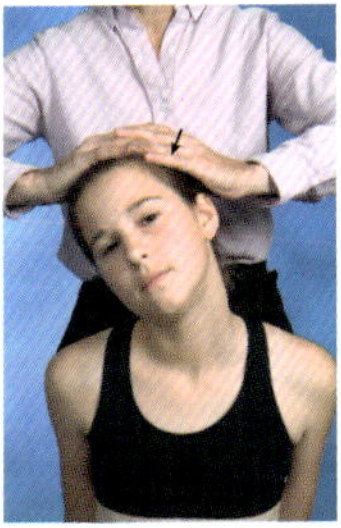

경추 추간공 신전 검사

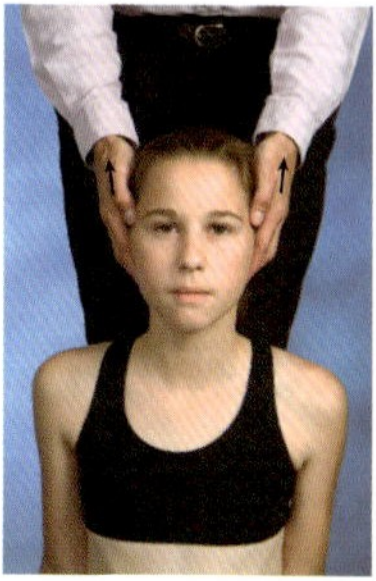

목적: 경추의 운동성 추간공의 크기와 신경근 압박에 대한 평가
자세: 바로 눕거나 앉는다.
방법: 시술자가 경추를 당겨서 추간공을 넓히고 후방관절에 압박을 덜어준다.
해석: 양성 검사 = 증상이 감소하는 경우 효과적인 치료방법을 암시한다. 통증 = 척추 인대의 파열, 디스크의 파열이나 염증, 큰 디스크 탈출증 및 근육의 경련

척추 동맥 검사

목적: 내경동맥 혈류 상태 검사
자세: 반듯이 눕는다.
방법: 환자의 후두부에 손을 놓고 당기면서 경추를 옆으로 구부리고 45° 회전시킨 후 30초간 자세를 유지한다; 동공 및 상태를 파악하면서 환자와 대화를 계속하고 반대편에 대해서도 같은 방법으로 계속한다.
해석: 양성 검사 = 척추동맥이 막히면 정상 혈액순환을 방해하고 구역질 및 어지러움, 시야가 흐려지며, 이명, 혼돈, 안구진탕, 한쪽의 동공 크기가 변화함

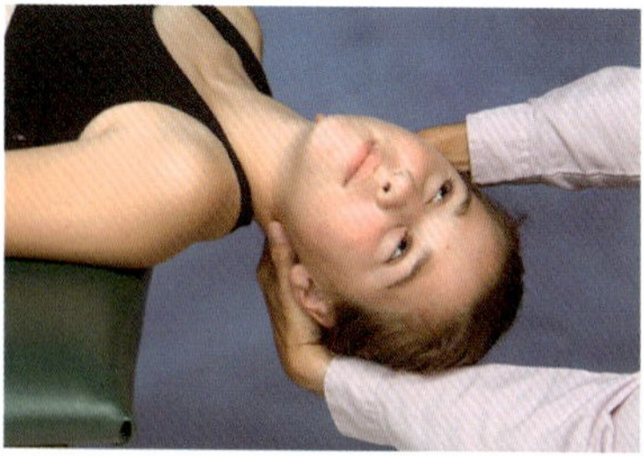

날개 인대 검사

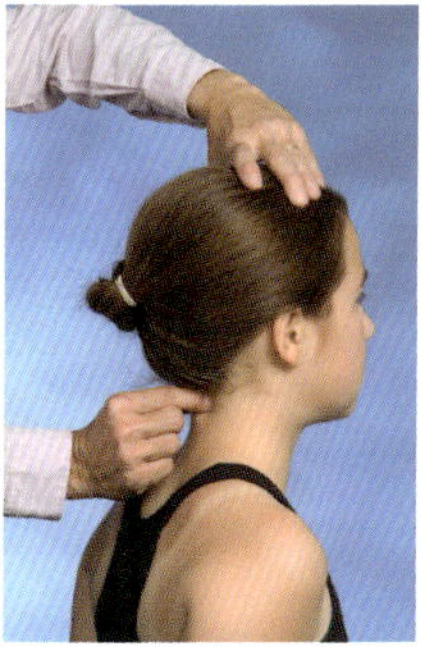

목적: 날개인대(alar ligament) 상태 파악
자세: 바로 눕는다.
방법: 제2경추 극돌기를 만지면서 목을 옆으로 굴곡한다.
해석: 양성 검사 = 정상에서 우측으로 회전하고 옆으로 굴곡하면 좌측 인대가 늘어남. 양성검사 = 통증 및 움직임이 느려짐(류마티스 관절염 환자에서 가장 흔함)

횡인대 검사

목적: 십자인대의 횡인대 부분 검사
자세: 시술자의 손에 머리를 걸친다.
방법: 머리를 뒤에서 받치면 제2경추가 뒤로 미끄러지며 안정화 되는 것을 15~30초간 유지한다.
해석: 양성 검사 = 어지러움, 안구진탕, 얼굴의 이상 감각과 상지감각이상 제1~2경추 불안정성 시사함

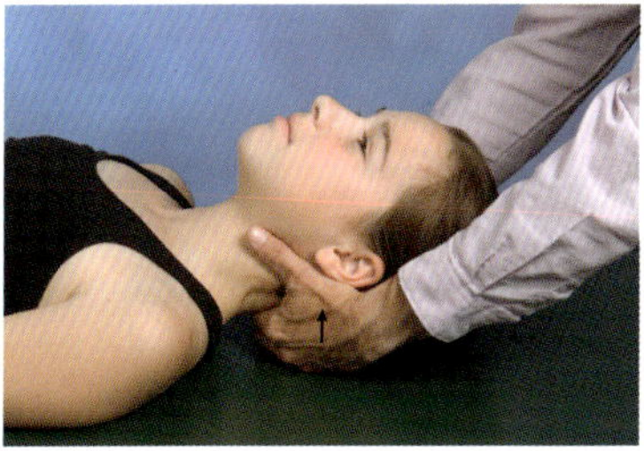

외측 및 전후방 압박 검사

목적: 늑골골절 검사

자세: 바로 눕는다.

방법: 시술자의 손을 환자의 흉곽에 대고 양옆에서 누른다. 같은 방법으로 앞뒤로 흉곽을 압박한다.

해석: 양성 검사 = 늑골 골절 또는 늑연골 결합부위 이개로 인한 통증

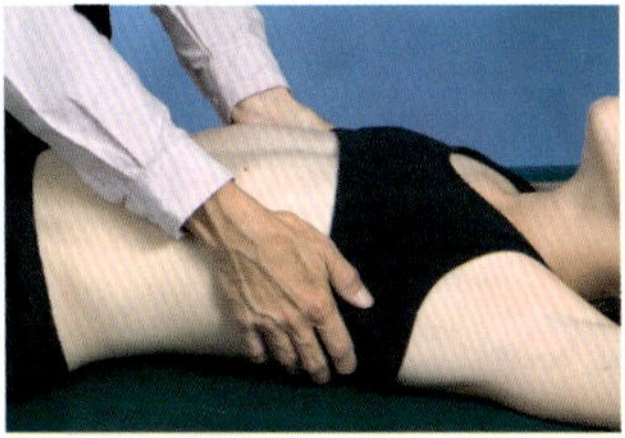

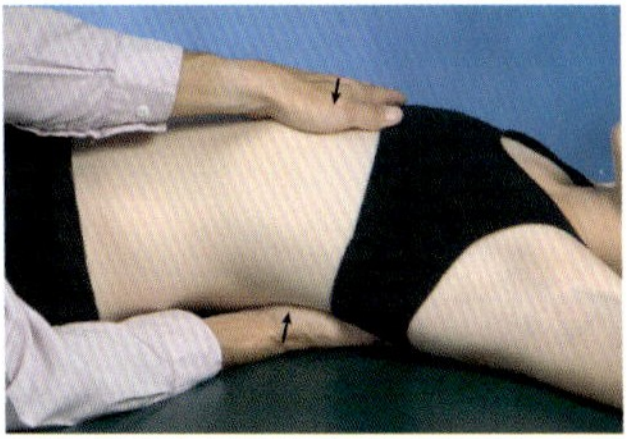

늑골 운동 검사

목적: 늑골의 운동 평가

자세: 바로 눕는다.

방법: 환자가 숨을 쉴 때 늑골의 전후방 움직임을 촉지한다. 숨을 들이 쉴 때 제 1~6 늑골까지는 앞뒤가 넓어지며 나머지는 양옆으로 넓어진다.

해석: 양성 검사 = 숨을 내쉴 때 늑골이 움직이지 않으면 늑골이 올라가 있는 상태를 의미함. 숨을 들이쉴 때 늑골의 운동이 감소되면 늑골이 내려가 있는 상태를 의미함

Beevor 징후

목적: 복부 근육의 상태 평가
자세: 무릎을 구부리고 발바닥을 바닥에 대고 눕는다.
방법: 배꼽의 움직임을 관찰하며 머리와 어깨를 바닥에서 뗀다.
해석: 양성 검사 = 배꼽이 움직이는 방향에 따라 그 반대편 근육이 약하다고 평가한다.

요사두근 검사

목적: 요사두근력 검사
자세: 팔꿈치를 대고 한쪽으로 눕는다.
방법: 동측의 힙을 들어 올려 등과 다리의 정렬을 바르게 한다.
해석: 양성 검사 = 고관절을 들어올리기 힘들 때 요사두근 약화 진단

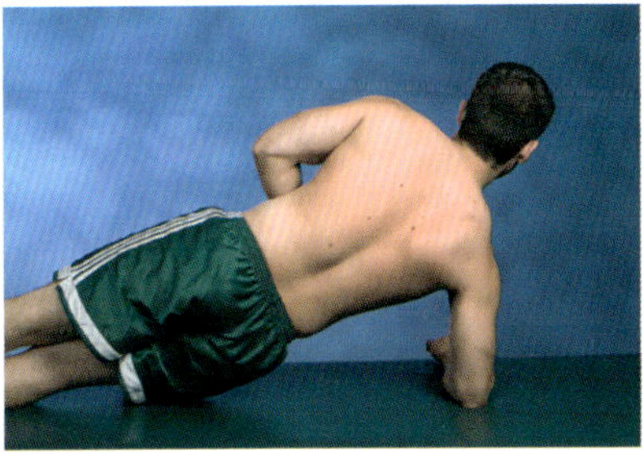

기립 / 좌식 전방 구부림 검사

목적: 장골과 천골의 움직임 평가
자세: 서거나 앉는다.
방법: 환자가 손을 뻗고 허리를 구부려 바닥으로 향할때 후상장골극을 촉지한다.
해석: 분절운동이 요추에서 시작해서 천골 골반골 순으로 이루어 진다. 양성검사 = 양측의 운동에 비대칭적 운동이 있는 경우

Gillet 행진 검사

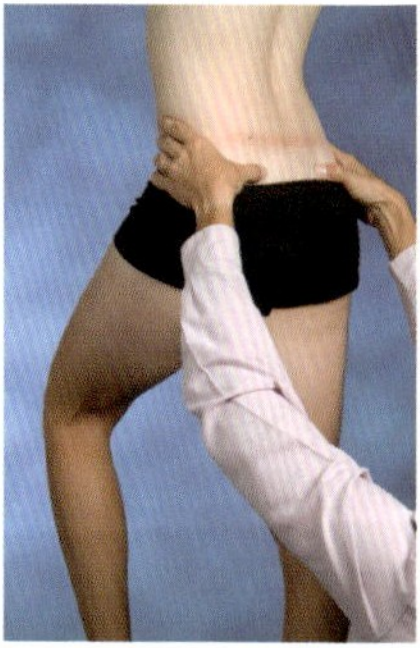

목적: 골반골의 운동성 평가
자세: 선다.
방법: 한손가락으로 후상장골극을 만지고 다른 손가락으로 내측천골능을 촉지하며 환자로 하여금 고관절을 90~120° 구부리도록 한다.
해석: 정상 = 요추, 천골, 장골의 움직임이 대칭적이다. 양성검사 = 비대칭적이거나 뚝 소리가나고 통증이 있을 때

누웠다가 앉기 검사

목적: 장골의 위치 검사
자세: 양다리를 뻗고 눕는다.
방법: 윗몸일으키기를 할 때 내측 봉숭아 뼈를 촉지한다.
해석: 양성 검사 = 다리가 길어질 때 = 장골의 후방회전, 다리가 짧아질때 = 장골의 전방 회전

척추 사분 검사

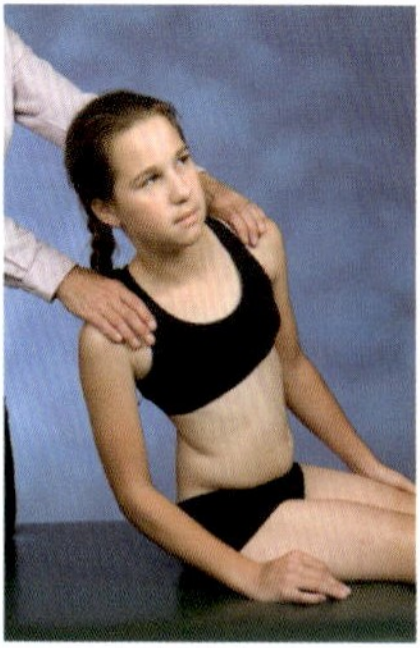

목적: 신경근과 추간공 평가
자세: 서거나 앉는다.
방법: 허리를 펴며 옆으로 구부리며 회전하고 어깨에서 압박을 가한다.
해석: 양성 검사 = 신경근이 압박되어 다리가 저리는 증상이 나타남

하지 거상 검사(SLR TEST)

목적: 신경의 운동성 검사

자세: 기본적 하지 거상 검사 자세 = 고관절을 구부리고, 내전, 내회전하며 무릎을 편다.

방법: 특이 신경을 자극하기 위해 다음의 방법을 추가한다.

신경이상을 보기 위한 방법	자극되는 신경
A. 발목을 뒤로 젖힘	좌골신경
B. 발목을 젖히고 밖으로 외번하면서 발가락을 편다	경골신경
C. 발목을 뒤로 젖히며 내번	비복신경
D. 발목을 구부리고 내번함	총비골 신경

해석: 양성 검사 = 증상의 재현

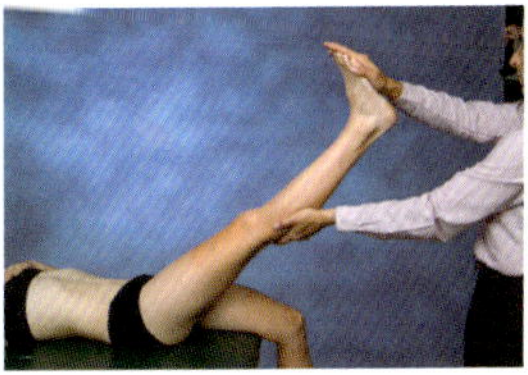

A

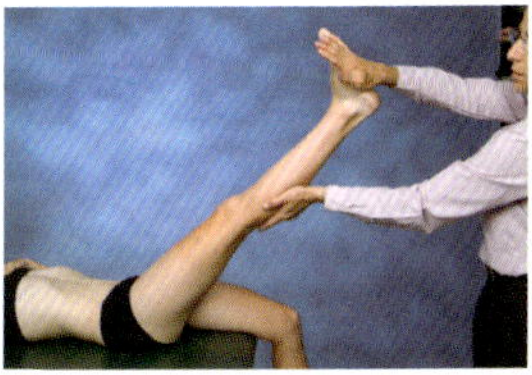

B

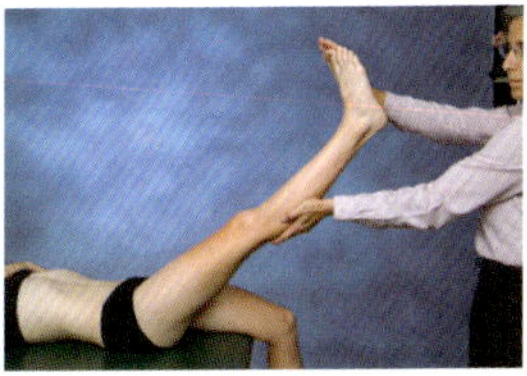

C

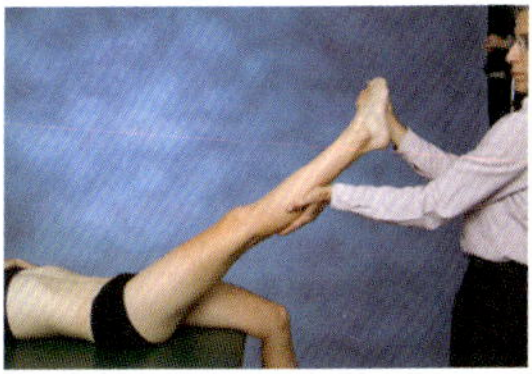

D

엎드린 무릎 구부리기 검사

목적: 신경의 운동성 검사
자세: 엎드려 무릎을 구부린다.
방법: 특이 신경을 자극하기 위해 다음 과정을 추가한다.

신경이상을 보기 위한 방법	자극되는 신경
무릎 구부리기	대퇴신경(L2-4)
무릎을 구부리고 고관절을 내전시킨다.	외측 대퇴 피부신경
고관절 외전, 외회전, 무릎신전 발목 후방 굴곡 및 외반	복제신경

해석: 양성 검사 = 증상의 재현

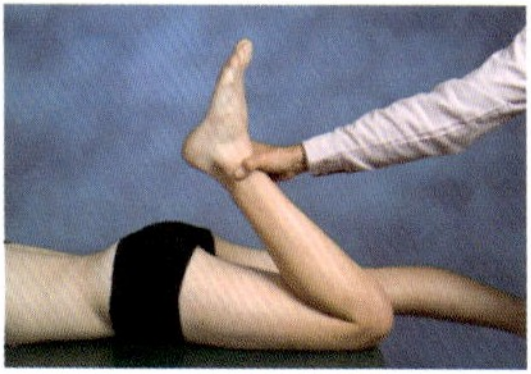

구부리기 검사

목적: 신경성 파행과 혈관성 파행을 구분함
자세: 선다.
방법: 증상이 나타날 때까지 걷고 난 후 증상이 나타나면 앞으로 구부리고 앉는다.
해석: 양성 검사 = 앞으로 구부리는 자세로 빠르게 증상이 완화되면 신경학적 파행 임

천장관절 후방 압박 검사(전방 간격)

목적: 천장관절 문제 파악
자세: 바로 누워 환자의 전상장골극 위에 손을 교차시켜 놓는다.
방법: 전상장골극에 손으로 외측에 압박을 가한다.
해석: 양성 검사 = 천장관절의 통증 재현

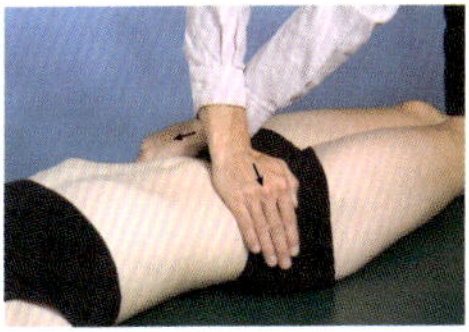

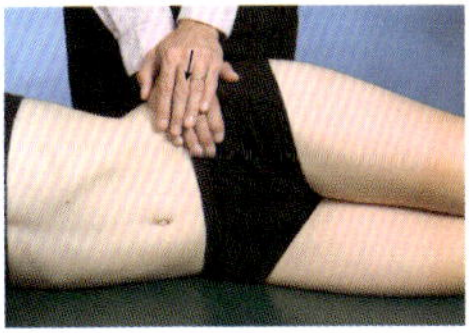

천장관절 후방 간격 검사(장골능 압박 검사)

목적: 천장 관절 문제 파악
자세: 옆으로 눕는다.
방법: 앞쪽에서 하방으로 힘을 가하면서 천장관절의 후방에 공간(gap)이 생기도록 한다.
해석: 양성 검사 = 천장관절 통증 재현

Hoover 검사

목적: 꾀병에 대한 검사
자세: 바로 눕는다.
방법: 양손으로 환자의 뒷꿈치를 받치고 환자로 하여금 한쪽 다리를 들도록 시킨다.
해석: 양성 검사 = 한쪽다리를 일부러 들지 않는 경우 반대편 다리에 아래쪽으로 힘을 가하지 않는다.

Waddell's 비기질적 징후	
징후	설명
압통 – 표면적 또는 비해부적	압통이 해부학적 구조와 연관이 없다. 모든 범위에 가벼운 꼬집기로는 통증 유발하거나 넓은 여러피부 분절에 걸쳐 통증이 분산되기도 함
가상검사 – 회전을 주며 축성 압박력 가함	이러한 검사는 환자가 진단 검사를 받고 있다고 느끼게 해줌 약간의 압박을 주면서 어깨와 골반을 돌려주면 허리 통증을 느끼면 상황이 비기질적임을 암시함
견인검사 – 하지거상	발바닥 반사 검사를 하는 것처럼 다리를 들면서 하지거상검사를 하면 이전의 통증이 나타나지 않는다.
구역분포 – 근육약화와 감각	근육약화된 신경절과 감각이상이 있는 신경절이 일치하지 않는다.
과민반응	말이나 얼굴 표정 근육의 떨림, 땀이 남, 주저 앉는 등 과도하게 반응함

Note: 3개 항목이상 양성시 비기질적 병변(또는 정신과적 문제)

감별진단	
병리/발생기전	**징후/증상**
사경(목이 기울어짐) – 선천성 사경과 반척추, 경추 인두 등의 원인, 소아류마티스관절염, 외상	■ 6~8주 시기에 증상 발생 ■ 반대쪽으로 회전하며 동측으로 목이 구부러짐 ■ 어른 손톱 크기의 딱딱하고 아프지 않은 종괴 ■ X-ray 상에 이상 없음 ■ 시야나 반사에 이상이 있을 수 있음
경추 염좌 – 외상 또는 지속적인 잘못된 자세	■ 국소 통증; 압통; 방어적 근육 경련 ■ 경추, 어깨, 견갑골 부위에 통증 유발점 ■ 경추, 운동 범위 감소, 운동시 뻣뻣해짐 ■ 두통과 머리가 앞으로 구부러지는 자세 변화 ■ 날개 인대와 횡인대 병변 검사 필요 ■ 척추 동맥 이상 확인 ■ 정상 심부건반사와 x-ray 정상
경추좌상 – 갑자기 다치거나 점차 조금씩 다쳐서 발생, 자세가 좋지 않고, 체중과다, 전신 상태가 좋지 않은 경우 발생	■ 수축 또는 이완시 통증 ■ 오래 앉거나, 걷기, 서있을 때 통증 ■ 압통과 방어적 근육경련, 두통 ■ 다친후 수시간 후 나타남 ■ 반대편으로 구부리거나 회전이 방해됨 ■ 척추 동맥 이상 확인 ■ 정상 심부건 반사 ■ 특이검사나 x-ray상 정상

(다음페이지에 계속)

감별진단(계속)	
병리/발생기전	**징후/증상**
경추 협착증 – 30~60대 흔함; 남자> 여자; 선천적 또는 후천적일 수 있고 서서히 시작됨	■ 동측 또는 양측 증상이 여러 피부 분절에 걸쳐 나타남 ■ 경추 신전시 통증이 증가함, 경추 굴곡시 통증 감소 ■ 휴식으로 통증 감소 ■ 손의 공간 감각, 질감 소실, 균형감각소실 및 불안정한 걸음걸이 ■ 사분검사 ■ 협착 부위에서 하운동 신경 압박 징후와 협착 부위이상에서 상 운동신경 압박 징후 ■ 방사선 검사상 척추염 및 골극 형성; x-ray 상에 후종인대와 황색인대의 석회화 ■ 운동 시 통증과 휴식시 뻣뻣함
경추 척추증 – 나이가 들면서 증가하나 반복된 외상, 자세 변화, 이전의 추간판 손상 등과 관계, 제5~7경추에 호발, 경추 디스크 병변 (제5~6 경추에 흔함)	■ 운동 범위 감소하고 뚝뚝소리가 남 ■ 압박 또는 신전 검사 양성 ■ x-ray상 디스크 감소. 상부 운동 신경 압박 증상 – 정중 신경 압박 및 반대편으로 경추 굴곡
경추 디스크 병변(제5~6경추에 흔함) – 불량한 자세나 근육 불균형에 의한 반복적인 스트레스에 의해 유발(30~50세에 흔함)	■ 상부신경원병변 – 반대측 경추 굴곡 및 정중신경 압박, 경추회전 <60°, 경추 전방굴곡 <50° ■ 양성 검사: 압박, 신전, 어깨 누름 Spurling 검사상 양성 ■ 관련 피부 분절 부위 감각 변화 ■ X-ray 변화는 의미 없음 ■ CT, MRI 등으로 추간판의 변화를 감별

(다음페이지에 계속)

감별진단(계속)	
병리/발생기전	**징후/증상**
경추 후관절 증후군 – 한번 또는 여러 번의 외상, 디스크 내부 퇴행, 노화, 자세 불균형 등에 의해 발생	■ 과신전 및 회전시 발생 ■ 근육 경련 및 뻣뻣함 ■ 부적절한 운동, 근육의 약해짐은 없다. ■ 심부 건반사는 변화가 없으나 이상감각 존재 ■ 상부 운동 신경 압박 증세(+) ■ X-ray 정상
상완 신경총 병변 – 경추의 신전 또는 압박에 의해 증상 유발, 어깨의 강한 내림	■ 상지에 날카롭고 타는 듯한 통증 ■ 상지에 먹먹한 느낌 또는 바늘로 찌르는 느낌 ■ 일시적인 근력 약화와 심부건 반사 감소 ■ 유발 검사 = 동측을 옆으로 기울이면서 압박력을 가함 ■ 상부운동 신경압박 징후 ■ 척수조영술로 확진
늑골 골절 – 직접적 타격 또는 약한 환자에세 기침으로 유발 가능	■ 양성 검사: 전후방, 측방 늑골 압박 검사 ■ 압통 및 호흡시 통증 ■ 다친 후 바로 찍은 X-ray는 정상일 수 있다.
늑연골염 – 외상, 염증, 관절염 또는 수술	■ 전방 흉곽에 국소 통증 ■ 압통 및 기침시에 통증
압박 골절 – T11–L2 사이에서 가장 흔하며 골다공증 및 외상과 연관됨	■ 급성 통증과 주위 근육 경련 ■ 제한적인 신전 및 회전 ■ X-ray상 골절 확인

(다음페이지에 계속)

감별진단(계속)

병리/발생기전	징후/증상
척추증 / 관절증 – C5–6, C6–7, L4–5를 주로 침범하는 퇴행성 변화, 60세 이후 초반	■ 시작이 점진적임; 같은 자세 계속 시에 한쪽 통증 ■ 신전시 통증 증가되고 굴곡시 감소되나 보통 방사통은 없다. ■ x–ray로 확진; 골극, 관절 간격 감소, 추간공 간격 감소
척추 분리증 – 관절 간부의 외상성 골절 또는 반복되는 외력에 의한 스트레스 골절 (점프 스키, 체조 운동 등)	■ 신전시 통증 ■ 간헐적인 신경학적 징후 및 증세 ■ 사면 x–ray 사진으로 관절 간부의 골절 확인(Scottie dog 징후)
척추 전방 전위증 – 척추 외상등으로 인한 척추의 미끄러짐 **척추 후방 전위증** = 흔하지 않으나 구부릴 때 증상 유발	■ 제5요추 신경 압박 ⇒ 좌골신경통 ■ 침대에서 일어나기 힘듬 ■ 상체 신전시 통증 ■ 부적절한 신경 근육 조절 – 허리 펼 때 고관절을 펴지 않고 허리를 편다. ■ 체중 부하시 척추의 탈구가 촉지 됨 ■ 압박 검사 양성 ■ 전후방 측방 x–ray로 확진

(다음페이지에 계속)

감별진단(계속)	
병리/발생기전	징후/증상
요추 후방관절 증후군 – 독립된 외상이나 반복적인 외상, 척추 추간판 퇴행성 변화, 노화, 잘못된 자세 등에 의해 발생	■ 통증이 서혜부나 대퇴부로 전이 됨 ■ 근육의 경련 ■ 압박에 의한 통증; 조조강직 ■ 굴곡시 통증 감소 ■ 신전 및 동측으로 옆으로 구부릴 때 통증, 똑바로 서기 힘들다. ■ X-ray 상에서 골곡 관찰됨
요추 협착증 – 점차적이고 회복불가능하며 점진적인 척추강의 협착, 요통이 수년간 지속된 경력; 50세 이상의 남자에 호발	■ 서거나 걸을 때 요천추 부위에 무지근한 통증 ■ 앞으로 숙이거나 경사를 올라가고 무릎에 배게로 받히거나 앉아서 구부릴때 통증 감소 ■ 앞쪽 엉치나 근위 대퇴부에 통증 ■ 밤에 통증이 오고 쥐가 난다. ■ 서서 허리를 펼 때 하지의 감각 이상 ■ 음성 검사: 하지거상검사와 대퇴신경검사 ■ 자세의 변화: 요추 전만 감소되고 하지는 굴곡 됨 ■ 혈액순환은 변화 없다. ■ 좁아진 부위 레벨에서는 하부 운동신경압박 징후가 보이고, 그 아래 레벨에서는 상부 운동신경 압박 징후가 보임 ■ X-ray 에서 골극이 관찰되고 후방종 인대의 석회화와 황색인대의 석회화 CT에서 골극이 자라서 좁아진 모습을 보이고 MRI로 확진할 수 있다.

(다음페이지에 계속)

감별진단(계속)

병리/발생기전	징후/증상
요추 추간판 질환 – 적절치 못한 육체 기능과 과도한 힘이 요추 후외방에 가해져서 발생, 30~50세 사이에 가장 흔하다. **Note**: See "Lumbar Disk Posturing & Pain" on page 148	■ *후와방 추간판 탈출증:* ◆ 허리의 통증으로 시작해서 다리의 통증으로 이어짐 ◆ 디스크 입력 증가로 허리의 굴곡 감소 ◆ 경막 징후 양성(재채기나 기침에 의해 통증 증가) ◆ 하지거상검사 양성; 요추 전만 감소 ◆ 선자세에서 한쪽으로 기울어짐 ■ *외측 추간판 탈출증:* ◆ 허리통증 없음: 하지의 통증 ◆ 걷거나 서 있을 때 통증 증가하고 앉거나 하지 직거상 감소시 통증 없음 ■ 기존의 x-ray는 별 의미가 없고 MRI, CT, 척수조영술로 진단 함
요추 염좌 – 전방으로 구부리고 옆으로 측굴곡하여 회전하며 발생함, 30세 이하에서 흔함	■ 한쪽에 치우친 허리통증 ■ 반대쪽으로 측굴곡하며 동측으로 회전시 통증 ■ 서혜부와 대퇴부에 전이통 발생
대전자부 점액낭염 – 반대편 중둔근 약화나 활동량 증가, 직접적 외상 등에 의해 발생	■ 엉덩이나 대퇴부 외측에 통증 ■ 밤이나 활동시 통증 ■ 대전자부위로 압통 ■ 운동시 뚝뚝소리가 나거나, 저항을 주며 외전시 통증 ■ C관련된 하지부동 검사 ■ X-ray 정상

(다음페이지에 계속)

감별진단(계속)

병리/발생기전	징후/증상
이상근 증후군 – 반복적인 압박 또는 운동량 증가에 의해 발생	■ 이상근 주위로 압통 ■ 동측의 요통, 엉덩이나 하지로 전이될 수 있다. ■ 대퇴부의 외전 및 외회전시 통증과 근력 약화 ■ 고관절 굴곡과 내전 내회전시 통증 ■ X-ray상 정상: 추간판 탈출과 감별 필요
좌둔점액낭염 – 운동량 변화 또는 증가에 의해 발생	■ 엉덩이나 대퇴부 후방으로 앉을 때 통증 ■ 좌골 돌출부위로 압통 ■ 양성 검사: 하지직거상 검사 및 Patrick 검사 ■ X-ray 상 정상
강직성 척추염 – 전종인대와 디스크 등에 골화 반응, 15~40세 남자에서 흔함	■ 자세 변화: ◆ 경추 과신전 ◆ 흉추 후반 ◆ 요추 전만 감소 ◆ 고관절과 슬관절의 구축 ■ 야간통 및 늑골 확장 감소 ■ 적혈구 침강 속도 증가 ■ 5개의 스크리닝 질문: ◆ 조조강직>30분 이상 ◆ 운동에 의해 호전 ◆ 40세 이전에 요통 시작 ◆ 천천히 시작 ◆ 3개월 이상의 증상 4개 이상시 강직성 척추염 가능성 높음

(다음페이지에 계속)

감별진단(계속)

병리/발생기전	징후/증상
골다공증 – 부족한 골형성 및 과도한 골흡수로 발생; 노화, 적은 체지방, 낮은 칼슘 섭취, 높은 카페인 섭취, 침상 안정, 알콜중독, 스테로이드 사용	■ 등이 굽고 튀어 나옴 ■ 키가 줄어듬(골절당 2~4cm) ■ 급성 국소 통증(하흉추부 및 상 요추부) ■ 전방 늑골을 따라 통증 방사됨 ■ 피부가 약해짐 ■ X-ray 상 정상일 수 있으나 골절 확인 가능 ■ 골 주사 검사로 확진

요추 디스크에서 자세와 통증

자세	통증	
	신경근 내측으로 추간판 탈출	신경근 외측으로 추간판 탈출
동측으로 기울임 (내측 통증 양상)	통증 감소	통증 증가
반대측으로 기울임 (외측 통증 양상)	통증 증가	통증 감소

요추 디스크 탈출증의 예후		
양호한 결과를 보이는 요소:		예후가 좋지 않은 결과를 보이는 요소:
■ 교차 하지직거상 검사 음성 ■ 척추 신전시 다리 통증(−) ■ 큰 탈출 또는 격리된 추간판 ■ 스테로이드에 반응(+) ■ 척추협착(−) ■ 신경 증상이 처음 12주내 회복 됨	임상적	■ 교차 하지직거상 검사 양성 ■ 척추 신전시 다리 통증(+) ■ 많이 나오지 않은 디스크 ■ 스테로이드에 반응(−) ■ 척추 협칙(+) ■ 증가하는 신경학적 이상 ■ 마미 증후군
■ 정신사회적 연관 적음 ■ 자가영업자 ■ 동기가 부여된 사람 ■ 12년 이상의 교육 ■ 육체적으로 잘 발달된 사람 ■ Waddell 징후 없음	정신사회적	■ 과도한 정신사회적 이해관계 ■ 피고용자(산업재해) ■ 동기가 없는 사람 ■ 12년 이하의 교육 ■ 글씨를 못 읽는 사람 ■ Waddell 징후 3개 이상

혈관성 과 신경인성 파행(보행시 통증)		
혈관성 징후와 증상		**신경인성 징후와 증상**
40세 이상 주로 호발	**호발인구**	
B양측 – 고관절, 대퇴부, 엉덩이에서 종아리로 방사	**통증부위**	일측 또는 양측 허리 및 엉덩이
쥐어짜는 듯이 아프고 경련이 일어남	**통증 양상**	감각이 무뎌지고 저리고, 타는 듯함, 근력 약화
척추 자에세 상관없는 통증	**자세 반응**	척추 굴곡시 감소하고 신전시 증가
걷거나 경사로를 오를 때 통증 수분간 쉴 때 통증 완화	**신체 활동에 대한 반응**	걸을때 통증 증가하고 쪼그리고 앉을 때 감소
하지박동 약화; 피부색 변화	**혈액순환 및 피부**	정상 박동 및 피부
감각 변화 없음	**감각**	타는 듯한 감각 및 감각이 무뎌짐

천장골 이상의 감별진단

진단	천골 하부	하부 외측각	요추	좌식 굴곡 검사	앉아서 구부정하게 구부리기	천골 탄력검사
우측 천골 굴곡	우측 심부	우측 얕음 우측 하방	우측 볼록	우측(+)	구부릴 때 우측 기저부 깊어짐	중심 수평축에 대해 우측의 하부외측각 감소
좌측 천골 굴곡	좌측 심부	좌측 천부 좌측 하부	좌측 볼록	좌측(+)	구부릴 때 좌측 기저부 깊어짐	중심 수평축에 대해 좌측의 하부 외측각 증가
양측 천골 굴곡	양측 심부	양측 심부	전만 감소			
우측 천골 신전	우측 천부	우측 심부 우측 상부	좌측 볼록	우측(+)	펼때 우측 기저부 얕아짐	중심 수평축에 대해 우측 천골하부 감소
좌측 천골 신천	좌측 천부	좌측 심부 좌측 상부	우측 볼록	좌측 (+)	펼때 좌측 기저부 얕아짐	중심수평축에 대해 좌측 천골하부 감소
양측 천골 신전	양측 천부	양측 심부	전만 증가			

(다음페이지에 계속)

천장골 이상의 감별진단(계속)						
진단	천골 하부	하부 외측각	요추	좌식 굴곡 검사	앉아서 구부정하게 구부리기	천골 탄력검사
좌측 /좌측 천골 전방 비틀림	우측 심부	좌측 얕고 우측 하방	우측 볼록	우측(+)	구부릴 때 우측 기저부 깊어짐	좌경사축에 대해 좌측 하부외측각 감소
우측/우측 천골 전방 비틀림	좌측 심부	우측 얕고 좌측 하방	좌측 볼록	좌측 (+)	구부릴 때 좌측 기저부 깊어짐	우경사축에 대해 우측 하부외측각 감소
좌측/우측 천골 후방 비틀림	좌측 천부	우측 깊고 우측 하방	우측 볼록	좌측 (+)	펼때 좌측 기저부 얕아짐	우경사축에 대해 좌측 천골기저부 하강
우측/좌측 천골 후방 비틀림	우측 천부	좌측 깊고 좌측 하방	좌측 볼록	우측 (+)	펼때 우측 기저부 얕아짐	좌경사축에 대해 우측 천골기저부 하강

ILA = Inferior lateral angle ROA = right oblique axis
LOA = left oblique axis MTA = middle transverse axis

천장골 이상의 감별진단

진단	원인	직립 굴곡 검사	전상 장골극	후상 장골극	천골구	변부조직 압통	다리 길이
우측 전방 골반골	대둔근, 주둔근 약화, 복근 약화, 골프등	우측(+)	우측 하강	우측 상승	우측 얕아짐	좌측 장경대	앉을때 우측 다리 짧아짐
우측 후방 골반골	좌골로 주저 앉음 우측 둔근 약화, 짧은 우측 다리	우측(+)	우측 전상방 상승	우측 후하방 하강	좌측 깊어짐	우측 이상근과 장경대	앉을때 우측 다리 짧아짐
우측 골반골 모아짐	근육 불균형 중둔근 약화	우측(+)	우측 내측 변위	우측 외측 변위	우측 넓어짐	우측 이상근	
우측 골반골 펼쳐짐	근육 불균형	우측(+)	우측 외측 변위	우측 내측 변위	우측 좁아짐		

(다음페이지에 계속)

천장골 이상의 감별진단(계속)							
진단	원인	직립 굴곡 검사	전상 장골극	후상 장골극	천골구	변부조직 압통	다리 길이
우측 위로 미끄러진 골반골			우측 상승	우측 상승			
우측 아래로 미끄러진 골반골			우측 하강	우측 하강			
우측 상방 치골 전단력	좌골을 부딛히며 주저 앉음	우측(+)	우측 상승	우측 상승	우측이 낮아짐	내전굴곡근 구축, 대퇴 사각근 압통	누웠다 일어날 때 다리가 길어짐
우측 하방 치골 전단력	짧은 다리, 둔근 약화 장경대 구축	우측(+)	우측 하강	우측 하강		천장 관절 압통	

SFT = Standing flexion test　PSIS = posterior superior iliac spine
ASIS = anterior superior iliac spine　TTP = tender to palpation

악관절의 내과적 확진 징후

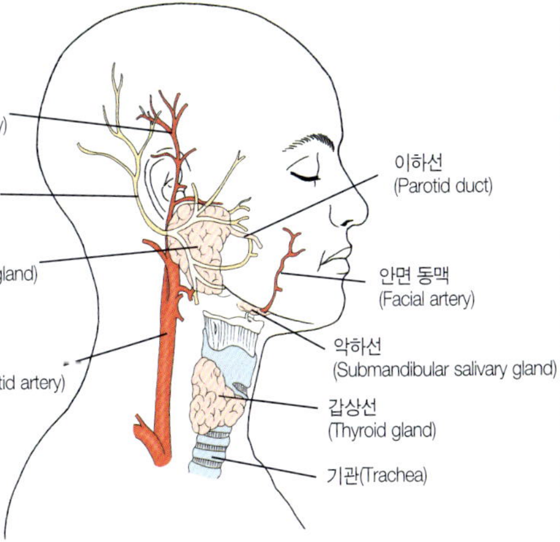

손상 발생 기전

- **과거력** = 외상, 딱딱한 물체 저작, 치아의 불완전 교합, 치주 작업, 치아 제거
- **양태** = 이갈이, 좋지 않은 자세, 스트레스, 휴식시 혀의 위치
- **정렬** = 치아의 위치(위 아래 치아의 맞물림 위치 변화)

전이 통증 양상

근육통의 전이 양상

저작근(Masseter)

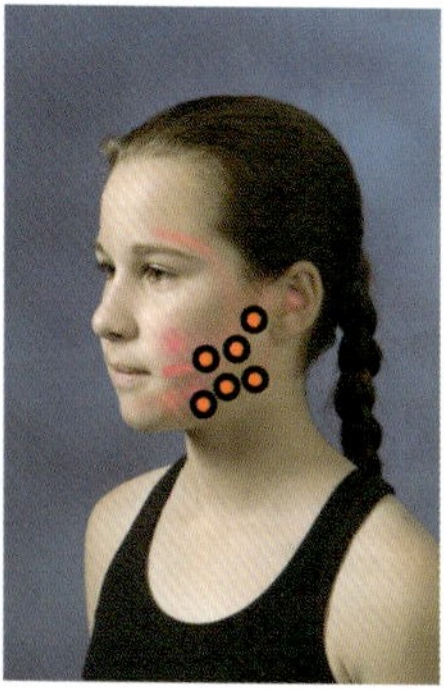

흉쇄유돌기근(Sternocleidomastoid)

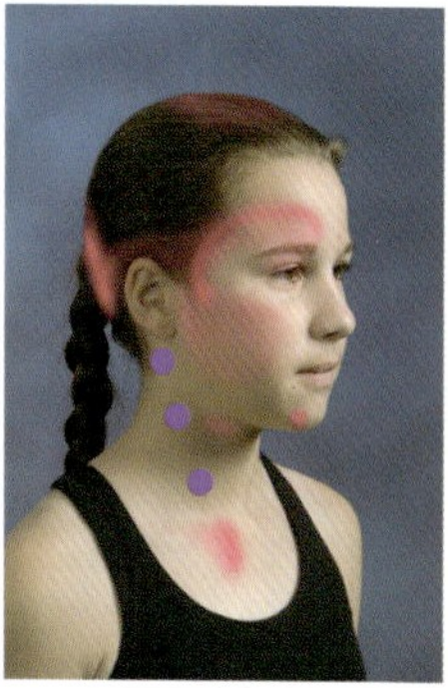

사각근(Scaleni)

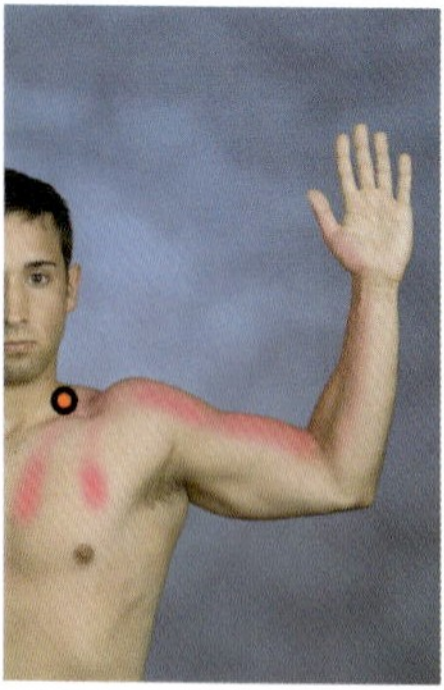

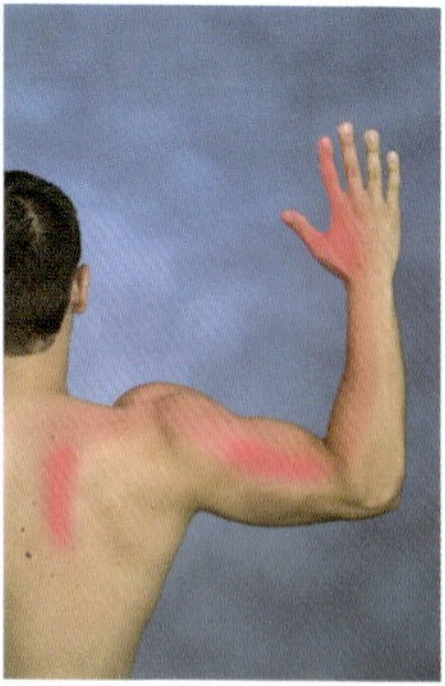

악이복근(Digastric)

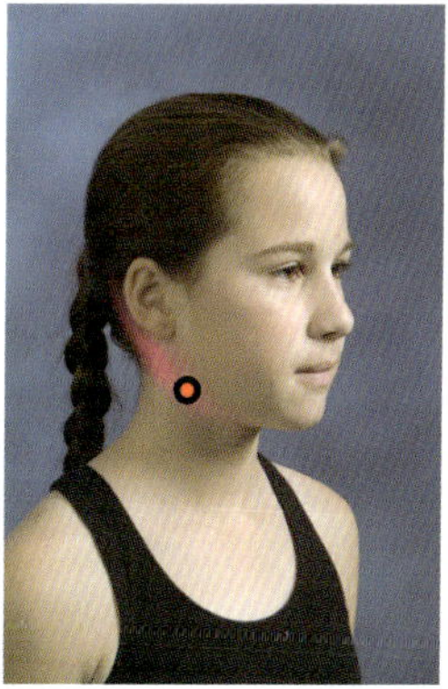

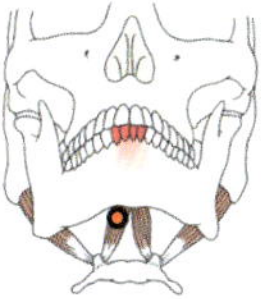

측두근(Temporalis)

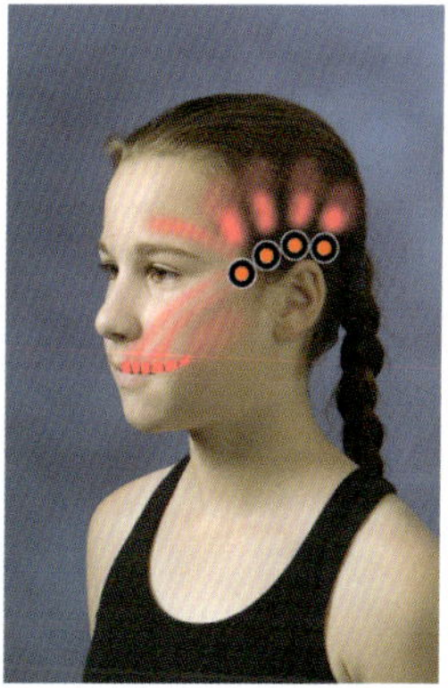

내 · 외측 익상근(Medial & Lateral Pterygoid)

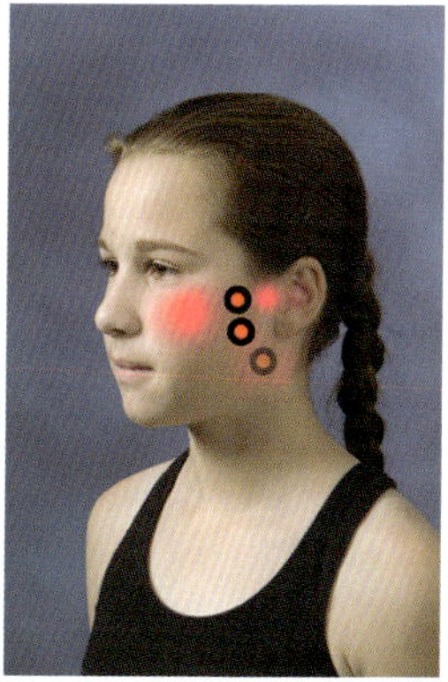

촉진 요령

- **흉쇄유돌기근** – 바로 누운자세에서 유두 돌기를 찾은 후 앞으로 이동, 쇄골흔을 만지면서 환자로 하여금 머리를 들고 약간 반대측으로 고개를 돌리도록 한다.
- **사각근** – 흉쇄유돌기근과 승모근 사이에서 쇄골 위로 불거져 있는 근육, 숨을 깊이 들이 쉬면 삼각형 사이안에서 촉진된다.
- **저작근** – 턱뼈와 광대뼈 사이에서 만져보면서 이를 악물도록 한다.
- **설골상근** – 턱아래 부위를 만지면서 턱에 저항을 주며 아래로 구부리게 하며 침을 삼킨다.
- **전방악이복근** – 턱뼈아래 하방에서 촉지 됨
- **후방악이복근** – 턱뼈 하방각 후방에서 촉지 됨
- **내측 익상근** – 구강 안에서 턱뼈 안쪽에서 촉지 됨
- **외측 익상근** – 구강 안에서 제3대구치 후방 상방에서 촉지 됨

운동 범위

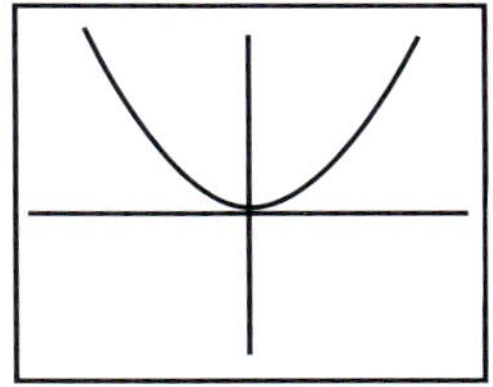

- 턱뼈하강(입을 벌리기) = 35~50mm; 2~3개의 손가락이 들어감
  - ◆ C변형 = 변형쪽으로 운동 감소(외의상근 긴장 또는 디스크 병변)
  - ◆ S변형 = 근육 불균형과 디스크 주위 관절뼈의 전위
- 턱뼈 상승(입다물기) – 나머지 부분의 운동과 움직임을 촉지함
- 턱뼈 내밀기 = 6~9 mm; 치아 교합 이상시 시작 위치 파악
- 턱뼈 뒤로 밀기 = 3-4 mm
- 턱뼈 외측으로 밀기 = 10–15 mm

악관절의 골역동학

움직임	정상관절낭 운동	비정상 관절낭 운동
입벌리고 다물기	입벌리기 = 조직이 탄력적으로 늘어남	딱딱함 = 뼈의 이상 입다물기 = 뼈와 뼈가 닿음 튕겨 나옴 = 디스크의 변위 연부조직이 늘어나는 느낌
턱뼈 내밀고 당기기	조직이 탄력적으로 늘어남	
턱뼈 외측으로 밀기	조직이 탄력적으로 늘어남	

악관절의 관절 역동학			
턱벌리기와 다물기	오목한 면: 악관절와 볼록한 면: 악관절와 디스크	*턱벌리는 메카니즘:* 악관절구와 디스크가 전방으로 회전하면서 외측 하방으로 미끄러진 후 (처음 25°) 나중(15°)에는 도는 것을 멈추며 앞으로 미끄러지게 됨	*턱을 다무는 메카니즘:* 악관절구와 디스크가 후방으로 구르면서 대측 상방으로 미끄러짐
턱내밀기와 당기기	오목한 면: 억관절와 볼록한 면: 악관절구와 디스크	*턱을 내미는 메카니즘:* 디스크와 악관절구가 아래측 전방으로 움직임	*턱을 넣는 메카니즘:* 디스크와 악관절구가 상방, 후방으로 움직임
턱 외측으로 밀기	오목한 면: 악관절와 볼록한 면: 악관절구와 디스크	*외측으로 밀리는 메카니즘:* 우측으로 내밀기 = 좌측 관절구와 디스크가 전방으로 미끄러지며 우측은 회전함 좌측으로 내밀기 = 우측 관절구와 디스크가 전방으로 미끄러지며 좌측은 회전함	

- **뇌신경에 대한 검사** – 10 페이지 참조
- **청진** – 부적절한 관절 운동 관절 디스크 손상을 진단함. 청진기를 악관절 위에 대고 관절이 움직이는 소리를 듣는다. 매우 민감한 검사이나 특이성은 떨어짐

해석:

- ◆ 벌릴 때 들리는 뚝 소리 = 정상적으로 악관절구가 디스크와 적절한 위치를 찾을 때 움직여서 발생
- ◆ 벌릴 때와 다물 때 나는 소리 = 벌릴때 디스크에서 관절구가 앞으로 빠지면서 소리가 나고 입을 다물때 반대방향으로 움직이며 소리가 남

외측 기둥 검사

목적: 악관절의 연부조직 검사
자세: 시술자의 검지 손가락을 악관절의 외측에 댄다.
방법: 여러번 입을 벌리고 다문다.
해석: 양성 검사 = 증상의 발현 또는 증가

외이도

목적: 우방디스크 검사
자세: 새끼손가락을 환자의 귀에 댄다.
방법: 앞쪽으로 힘을 주면서 입을 열고 닫는 것을 반복한다.
해석: 양성 검사 = 증상의 발현 또는 증가

역동적 부하 검사

목적: 악관절과 주위 근육통과의 감별
자세: 한쪽 어금니 사이에 거즈를 놓는다.
방법: 거즈에 이를 대고 악문다.
해석: 거즈쪽에 압박력이 작용하고 반대 쪽에 견인력이 작용함; 양성 검사 = 악관절의 증상 발현 및 증가

감별진단

병리 / 발생기전	징후 / 증상
염증 – 급성 또는 반복적 외상, 장기 안정 또는 수술	■ 관절낭 구축 ■ 운동시 또는 휴식시 통증 ■ 디스크 전위와 감별 필요
디스크 전위* – 부적절한 자세, 외상, 근육불균형 (전방전위가 흔함)	■ 근육 경련 ■ 국소 압통 ■ 두통 ■ MRI로 확진
악관절 관절염 – 점차적으로 시작, 부적절한 역동학, 반복적인 외상	■ 통증, 경직, 염발음, 뚝소리남, 갈리는 느낌 ■ 관절 운동감소 ■ 두통 ■ 청력이상, 어지러움 ■ X–ray 또는 MRI로 확진; 디스크 문제 감별

*디스크는 잠김과 딸각거림을 유발한다. 전방 전위된 디스크는 잠김을 유발하고 후방 전위된 디스크는 딸각거림이 생길 수 있다. 전방 전위된 디스크는 입을 벌림과 전방 전위를 제한한다.

내과적인 질환의 확실한 징후

- McBurney 기점의 통증 = 전상장골극과 배꼽사이를 3등분하여 전상장골극에 가까운 지점
- Blumberg 징후 = 장기의 이상으로 인한 반발성 압통 – 통증이 없는 곳부터 촉진함, 손으로 환부를 천천히 깊게 누른 후 빨리 손을 땜
- 요근 검사 = 바로 누워 다리를 30° 들어 올린 후 고관절 굴곡; 양성 검사; 배위 아랫쪽 하방의 통증
- 전신 증상
- 서혜부 임파절 종창
- 18-24세의 남자의 원인을 알 수 없는 고관절 통증은 고환암을 의심해야 함
- 고관절 통증의 전신적인 원인
  - 골종양
  - 크론씨병
  - 염증성 대장염
  - 골반내 감염
  - 강직성 척추염
  - 겸상 적혈구성 빈혈
  - 혈우병
- 고관절의 신경근육 골격계의 원인
  - 요추 또는 천장 관절
  - 퇴행성 관절염
  - 디스크 탈출증
  - 근력 약화
  - 염좌 / 좌상
  - 스트레스 골절

검사 항목

Western Ontario & McMaster 대학 퇴행성 관절염 지수

방법: 각 항목에서 활동의 어려운 정도에 따라 점수를 매긴다.
0 = 없음; 1 = 약간; 2 = 상당히; 3 = 매우; 4 = 아주 극심하게

통증	■ 걷기	
	■ 계단 오르기	
	■ 야간통	
	■ 휴식시 통증	
	■ 체중 부하시(설때)	
강직	■ 아침 강직	
	■ 오후 늦은 시간 강직	
육체적 기능	■ 계단 내려오기	
	■ 게단 오르기	
	■ 앉았다 일어서기	
	■ 서있기	
	■ 아래로 구부리기	
	■ 평지 걷기	
	■ 차를 타고 내리기	
	■ 쇼핑하기	
	■ 양말 신기	
	■ 침대에 눕기	
	■ 양말 벗기	
	■ 침대에서 일어나기	
	■ 목욕탕에 들어가고 나오기	
	■ 앉아 있기	
	■ 화장실에 들어가고 나오기	
	■ 무거운 집안일	
	■ 가벼운 집안일	
점수:		

점수: 각각에 정해진 모든 점수를 더한다. 점수가 높을수록 장애가 심하다

Source: Adapted from Lewis C, Wilk K, Wright, R. The Orthopedic OutcomesTool Box. Virginia: Learn Publications. .

Harris 고관절 점수

당신의 현재 상태를 가장 잘 표현하는 항목을 선택하시오.		
통증 - 가능 점수 44점		
없거나 무시할 정도		44
약간, 가끔 있고 활동을 방해하지도 않음		40
경도의 통증으로 일상 생활은 지장 없으나 심한 활동시에는 방해됨		30
중등도의 통증으로 일상생활에 제한이 있다		20
심한 통증과 심한 활동의 제약		10
완전히 장애가 되고 침대에 누워 지냄		0
기능 / 걷기 - 가능점수 33점		
먼거리 걷기	제한 없음	11
	4-6 블록	8
	2-3 블록	5
	실내 생활	2
	걷기 힘듬	0
다리 절음	없음	11
	약간	8
	상당한	5
	매우 심한	0
보행 보조기구	필요 없음	11
	먼거리에 지팡이 필요	7
	대부분 지팡이 필요	5
	1개의 목발	3
	2개의 지팡이	2
	2개의 목발	0
	걸을 수 없음	0

기능 / 활동력 - 가능 점수 14점		
계단	난간 없이 정상적 보행	4
	난간을 잡고 보행	2
	상당히 힘듬	1
	계단 오를 수 없음	0
신발과 양말	쉬움	4
	상당히 어려움	2
	불가능	0
앉아 있기	보통 의자에서 1시간 이상	5
	높은 의자에서 30분 이상	3
	편히 앉기가 불가능	0
대중 교통 이용하기		1
변형 - 각각 당 4점 부여		
< 30° 이하의 굴곡 구축° < 10° 이하의 내전 구축 < 10° 이하의 외전 구축 < 3.2 cm 이하의 하지 부동		
관절 운동 범위		
굴곡	0–45° (각도당 1점)	
	45–90° (각도당 0.6점)	
	90–110° (각도당 0.3점)	
외전	0–15° (각도당 0.8점)	
	15–20° (각도당 0.3점)	
외회전	0–15° (각도당 0.4점)	
내전	0–15° (각도당 0.2점)	
전체 점수		
점수: 점수가 높을 수록 장애 정도가 낮다. Source: Adapted from Lewis C, Wilk K, Wright, R. The Orthopedic OutcomesTool Box. Virginia: Learn Publications.		

전이통 양상

근육 통의 전이 양상

대둔근(Gluteus maximus)

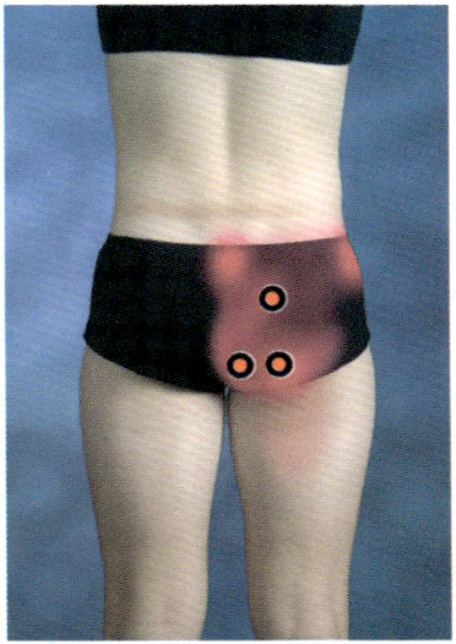

이상근(Piriformis)

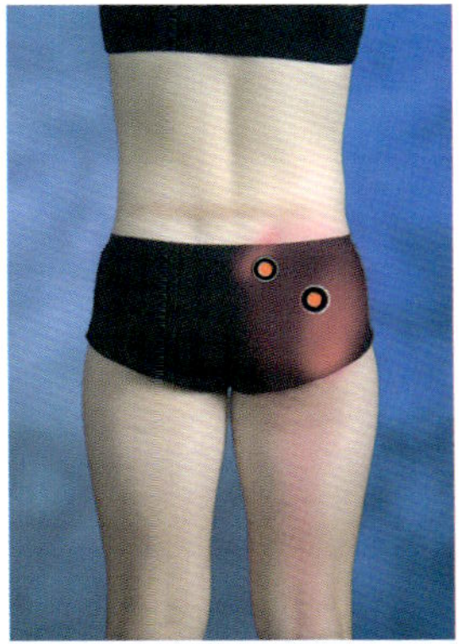

대퇴근막장근(Tensor fascia latae)

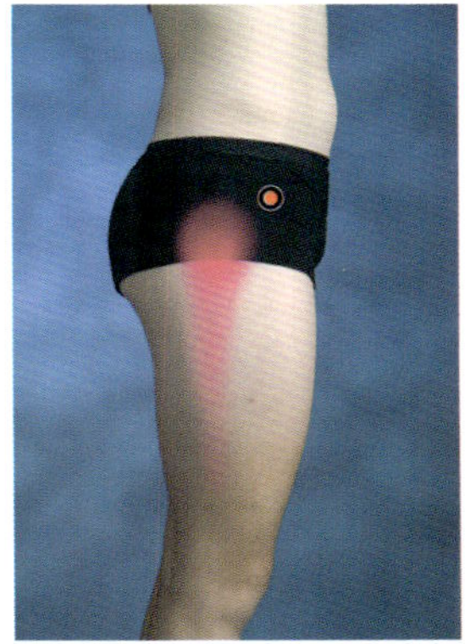

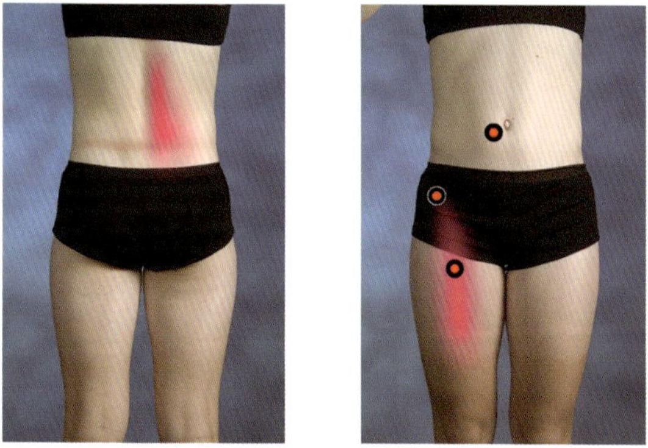

장요근(Iliopsoas)

촉진시 중요한 구조물

골반골의 인대(Ligaments of the pelvis)

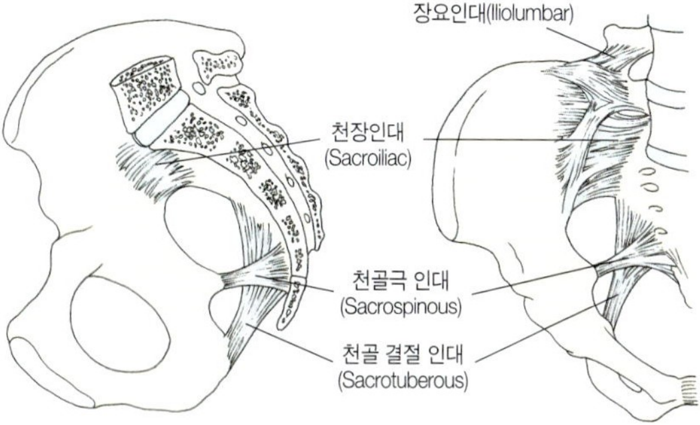

Source: From Cailliet R. Low Back Pain Syndrome. 3rd ed. Philadelphia: FA Davis, 1983, page 196.

대퇴 삼각(Femoral triangle)

- 상위 경계 = 서혜 인대
- 외측 경계 = 봉공근
- 내측 경계 = 장 내전근

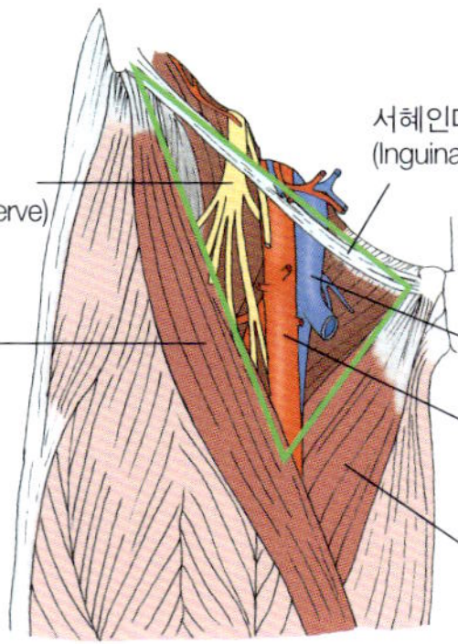

이상근 – 후상장골극과 미골 사이 중심점을 찾는다; 이상근은 여기서 외측으로 뻗어 대전자부에 부착

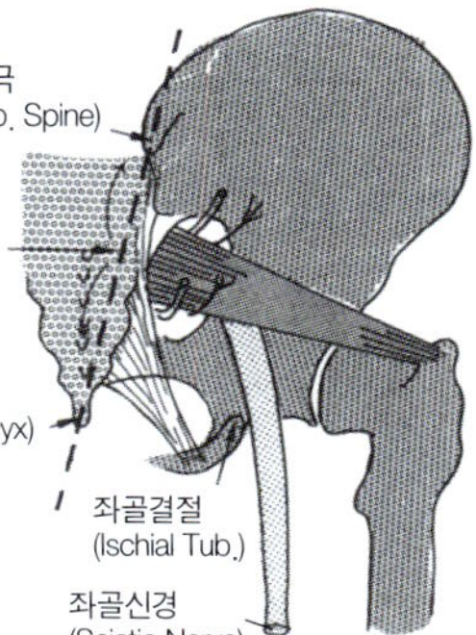

Source: From Cailliet R. Low Back Pain Syndrome. 3rd ed. Philadelphia: FA Davis, 1983, page 350.

고관절의 골역동학

정상 운동 범위	최대 관절낭 용적 자세	최소 관절낭 용적 자세	정상 관절 운동 느낌	비정상적 관절 운동 느낌
굴곡 = 100–120° 신전 = 15° 외전 = 40–45° 내회전 = 30–40° 외회전 = 40–50°	30° 굴곡 30° 외전 및 경도 외회전	최대한 신전, 내회전, 외전	굴곡과 내전 = 탄력적임 하지거상 = 탄력적 신전 및 외전 = 탄력적 또는 딱딱함 내회전 및 외회전 = 탄력적 또는 딱딱함	관절낭의 신전 = 내회전 > 외회전 > 외전

고관절 운동의 관절 역동학

오목한 면 : 비골구 볼록한 면 : 대퇴골두	*고관절 굴곡 메카니즘:* 대퇴골이 위로 구르고 아래로 미끄러짐	*고관절 신전 메카니즘:* 대퇴골이 아래로 구르고 위로 미끄러짐
	고관절 외전 메카니즘: 대퇴골이 외측 위로 구르고 아래에서 미끄러짐	*고관절 내전 메카니즘:* 대퇴골이 내하방으로 구르고 위로 미끄러짐
	고관절 내회전 메카니즘: 대퇴골이 내측으로 구르며 외측으로 미끄러짐	*고관절 외회전 메카니즘:* 대퇴골이 외측으로 구르고 내측으로 미끄러짐

토마스 검사(Thomas test)

목적: 구축된 고관절 굴곡근 평가

자세: 바로 부워 요추를 안정시키고 이환된 쪽을 뻗는다.

방법: 반대편 고관절을 배쪽에 댄다.

해석: 양성 검사 = 이환된 곳이 따라서 굴곡하면 굴곡근이 구축됨을 의미함

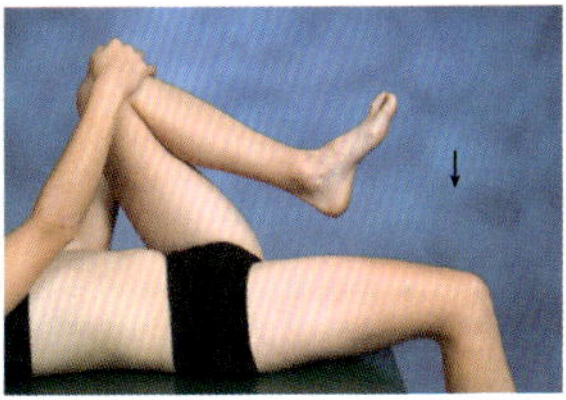

Ely 검사

목적: 대퇴직근의 강직성 검사

자세: 옆으로 눕거나 엎드리고 고관절을 편다.

방법: 무릎을 구부린다.

해석: 양성 검사 = 무릎을 구부릴 때 제한이 오거나 고관절이 구부러짐

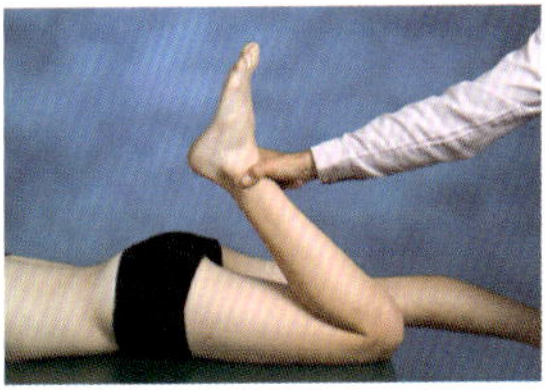

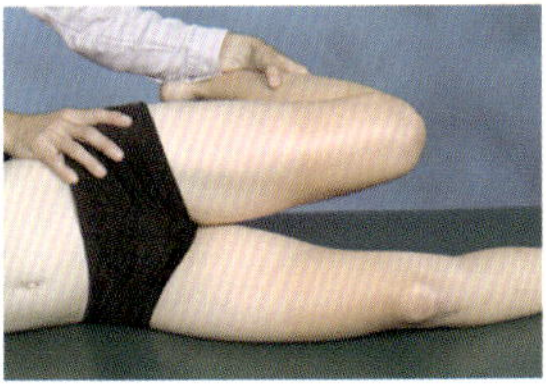

Ober 검사

목적: 장경대의 구축 검사

자세: 이환된 고관절을 위로하고 옆으로 눕는다.

방법: 이환된 고관절을 신전하고 내전한다.

해석: 양성 검사 = 하지가 내전되지 않는다.

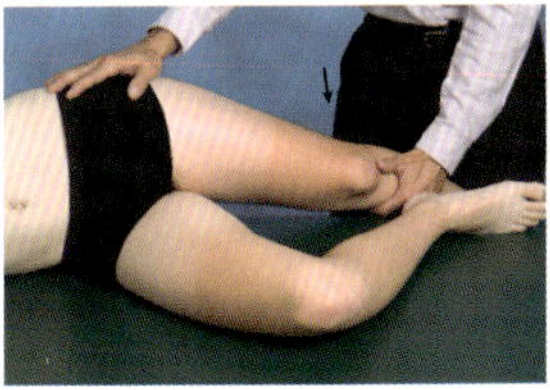

Scour 검사

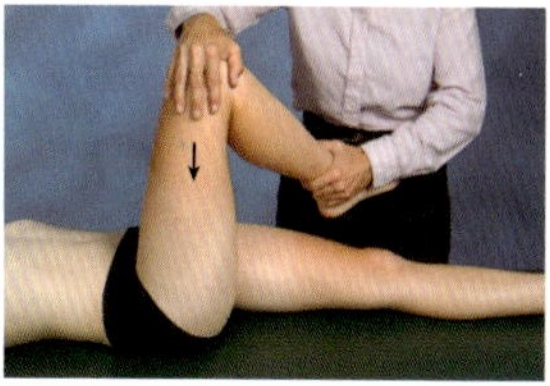

목적: 관절와순 파열 검사
자세: 바로 누워 고관절을 90° 구부린다.
방법: 압박력을 주면서 고관절을 내회전 / 외회전 시킨다.
해석: 양성 검사 = 뚝소리가 나거나 갈리는 느낌, 통증 등이 나타남, 관절염, 무혈성 괴사, 골연골 병변에서도 양성

전방 관절와순 검사

목적: 관절와순 파열 검사
자세: 바로 눕고 고관절을 완절 굴곡, 외회전, 외전시킨다.
방법: 저항을 주면서 외회전, 내전한다.
해석: 양성 검사 = 통증과 염발음(뚝소리남)

후방 관절와순 검사

목적: 관절와순 파열 검사
자세: 바로 눕고 고관절을 완절 굴곡, 내회전, 내전시킨다.
방법: 저항을 주면서 내회전, 외전한다.
해석: 양성 검사 = 통증과 염발음

Patrick 검사

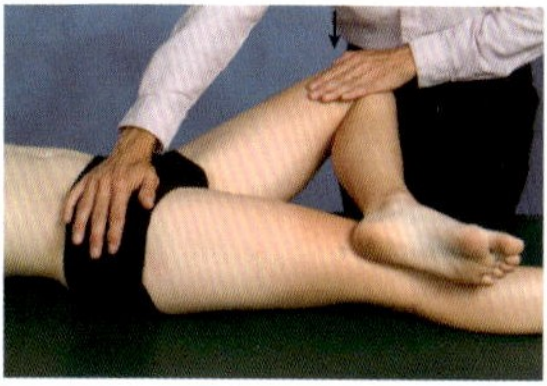

목적: 고관절과 천장관절 병리
자세: 바로 누워 굴곡하고 외전, 외회전시켜 외측 복숭아뼈가 반대쪽 다리의 무릎위에 놓이도록 한다.
방법: 구부러진 무릎에 힘을 가한다.
해석: 양성 검사 = 관절염, 골극, 관절낭내병변으로 통증 또는 봉공근의 문제

Trendelenburg's 검사

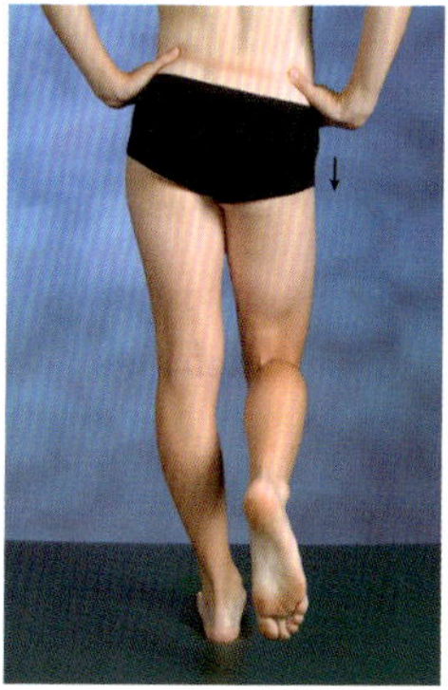

목적: 중둔근 약화 검사

자세: 바로 선다.

방법: 반대편 하지를 구부린다. 다리를 든 쪽의 장골능이 반대쪽보다 높아야 한다.

해석: 양성 검사 = 구부린 다리가 아래로 처짐, 중둔근 약화

Piriformis 검사

목적: 이상근의 구축 검사

자세: 바로 눕거나 반대편을 아래로 옆으로 눕는다.

방법: 고관절을 70~80° 구부리고 무릎을 구부린 후 최대한 내전시킨다.

해석: 양성 검사 = 엉덩이의 통증과 좌골신경통; 내회전은 상부근육에 부하를 주고 외회전은 하부 근육에 부하를 준다.

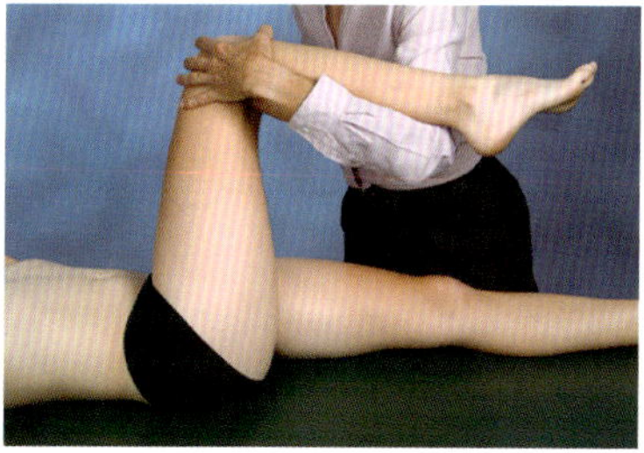

Ortolani 검사

목적: 발달성 고관절 탈구 검사

자세: 바로 누워 고관절과 무릎을 90° 굴곡하고 시술자의 엄지 손가락을 신생아의 허벅지 안쪽에 대고 나머지 손가락은 외측에 댄다.

방법: 강하게 잡아 당기면서 부드럽게 외전해서 대퇴골두를 비골구에 넣는다.

해석: 양성 검사 = 덜컹하는 소리 또는 느낌이 나며 정복된다.

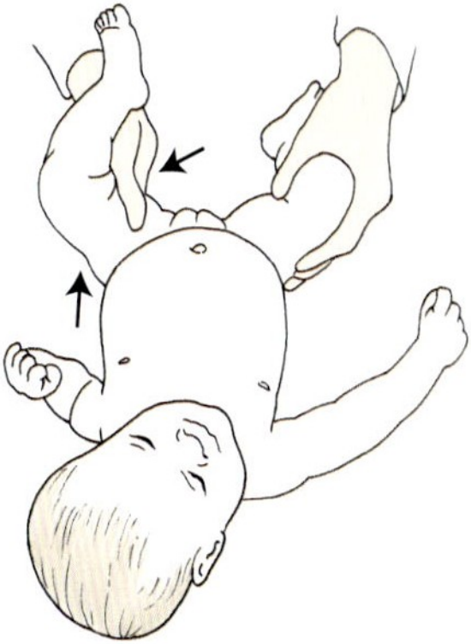

Barlow 검사
(Ortolani 검사의 반대)

목적: 고관절이 형성증 검사

자세: 바로 누워 고관절과 무릎을 90° 굴곡, 시술자의 엄지 손가락이 신생아의 내측 허벅지에 대고 나머지 손가락은 외측에 댄다.

방법: 고관절을 내전하고 대퇴골에 후방으로 힘을 가한다.

해석: 양성 검사 = 대전자부에 놓여진 손에서 후방탈구되는 느낌을 촉지할 수 있다.

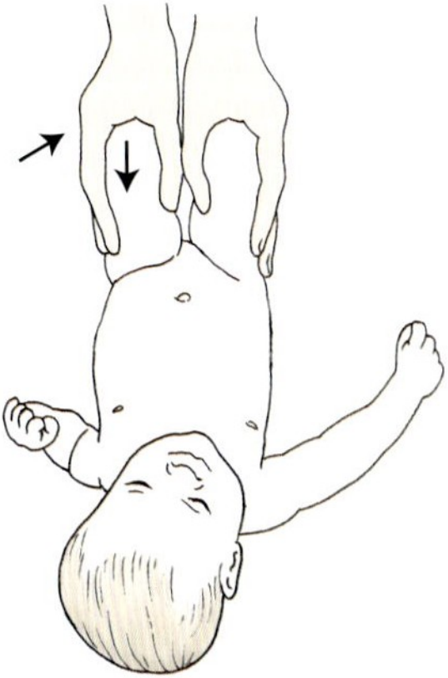

감별진단	
병리/발생기전	징후/증상
장경대 마찰 증후군 – 장경대의 구축, 경골의 내전과 내반, 내반슬 등에 의한 과도한 부하와 마찰에 의해 발생 근위부 문제 = 고관절과 관련된 증후군 원위부 문제 = 달리기 시 슬관절에 문제	■ 내리막길 달릴 때 통증, 무릎의 불안정한 느낌 ■ 양성 검사: Ober 검사, Noble 검사, Renne검사 ■ 제중 부하하며 무릎을 30° 굴곡시 통증이 발생하여 무릎을 구부리지 않고 뻣뻣하게 보행 함 ■ 외대퇴상과 부위의 압통 ■ X-ray(–): MRI나 초음파 등이 도움 ■ 대전자 점액 낭염, 골관절염 감별
대전자 점액낭염 – 생역학 또는 과사용 문제: 축구 선수에서 인사이드킥 반복으로 강한 내전에 의해 점액낭에 압박력 작용	■ 심부의 통증, 대전자부에서 원위 대퇴부, 서혜부로 통증이 퍼짐 ■ 장경대의 압통과 수면시 대전자부 압박시 통증 ■ 관절운동범위 = 통증에 의해 외전 장애 ■ 보통 염발음이 나지는 않으나 만질때 발생할 수 있음 ■ 양성검사: Ober 검사, Patrick 검사 ■ X-ray(–): 대퇴골 경부 스트레스 골절 감별 필요 ■ MRI와 초음파로 확진
골기염 – 미성숙한 골격을 가진 소아에서 과도한 근육 수축에 의해 발생	■ 관련된 근육 약화와 촉진시 통증: 전상장골극, 전하장골극, 후상장골극, 후하장골극 ■ 견열골절 감별위해 X-ray 필요

(다음페이지에 계속)

감별진단(계속)	
병리/발생기전	징후/증상
이상근 증후군 – 근육의 수축, 외상, 장시간 앉아 있음으로 발생	■ 엉덩이에 둔한 통증 ■ 통증: 걷거나 앉을 때 증가하고 바로 누울 때 감소함 ■ 고관절에 저항을 주면서 신전시, 내전하며 내회전시 통증 ■ 보통 X-ray는 정상이나 스트레스 골절을 보기 위해 필요, MRI 등으로 척추 문제 확인
장요근 점액낭염 – 익숙하지 않은 동작이나 과사용 등에 의해 자극되고 염증이 발생	■ 내측 서혜부의 염발음과 통증, 고관절 굴곡 및 신전시 대퇴부 통증 ■ McBurney 지점과 반발압통 조사 ■ 견열 골절 감별 위해 X-ray 검사 ■ MRI 또는 초음파로 감별 ■ 전상장골극과 장골능의 압통
엉덩이 포인터 – 장골능이나 전상장골극의 직접가격, 외상에 의해 발생	■ 저항을 주며 고관절 굴곡하거나 고관절 신전시 통증 ■ 보행이나 고관절 외전시 통증 ■ McBurney 지점과 반발 압통 조사 ■ 골절이나 견열골절 감별 위해 X-ray 검사 ■ 둔한 통증, 자세에 따라 변함 ■ 내전하며 회전시 날카로운 통증
관절와순 파열 – 퇴행성 변화나 외부 회전력에 의한 섬유 연골의 손상	■ 고관절 운동범위 감소; 염발음 또는 관절 잠김 ■ 양성 검사: Scour 검사, 전후방 관절와순 검사 ■ 골양성 종양 또는 고환암 감별 검사 ■ 장경대와 요근 검사 ■ 조영제 MRI 검사로 확진 가능

(다음페이지에 계속)

감별진단(계속)	
병리/발생기전	**징후/증상**
견열골절 – 과도한 근육 수축에 의한 손상	■ 끊어지는 소리 또는 느낌이 있을 수 있다. ■ 신전이나 수축 시 통증, 골돌기 부위의 압통 ■ 양성검사: Thomas 검사, Ely 검사 ■ X-ray로 확진할 수 없는 경우 CT나 MRI 필요 ■ 근좌상 또는 대퇴골두 골단 분리증과 감별
대퇴경부 스트레스 골절 – 지속되는 스트레스에 의해 점진적으로 발생 식이장애, 월경불순, 골다공증 의심	■ 활동시 서혜부 통증 ■ 대퇴 전자부의 압통 ■ Faber 검사 양성 ■ X-ray로 확진할 수 없는 경우 CT나 MRI 필요 ■ 대전자부 점액낭염과 유골골종 감별 필요
퇴행성관절염 – 55세 이상, 여성에서 호발(3:2)	■ 서혜부, 내측 대퇴부, 무릎의 통증 ■ 통증으로 인한 운동 감소 ■ Faber, Trendelenburg 검사 양성 ■ X-ray 상 관절 간격 감소, 골극 형성; 골절이나 골두괴사와 감별 필요
류마티스 관절염 – 양쪽에 체중부하시 통증, 전신질환	■ 서혜부, 내측 대퇴부, 무릎의 통증 ■ 통증으로 인한 운동 감소 ■ 양성 검사: Thomas 검사, Ely 검사, Faber, Trendelenburg 검사 ■ X-ray = 양측 대퇴골두 탈석회화, 관절 간격 감소, 대퇴골두가 비골구로 내측 이동

(다음페이지에 계속)

감별진단(계속)

병리/발생기전	징후/증상
대퇴골두 골단 분리증 – 성장과 호르몬 불균형으로 인한 성장판 약화 ; 체중증가, 10~16세 사이, 남자에서 2배 흔함	■ 한쪽 고관절, 대퇴부, 무릎 통증의 점진적 시작 ■ 고관절 내회전 감소: 고관절을 굴곡, 외전, 외회전 자세 취함 ■ 대퇴 사두근 퇴행 ■ 파행성 보행, 하지부동 ■ 전후방 x-ray에서 성장판이 넓어짐 확인, 측방 x-ray에서 성장판 전위 확인 ■ 근육좌상 및 견열 감별
레그-칼베-퍼테스 병 – 원인모를 대퇴골두 무혈성 궤사, 가족력, 둔위분만과 관계, 4~13세 사이, 보통 편측, 남자에 흔함	■ 보행시 고관절과 서혜부의 통증이 대퇴부로 뻗침 ■ Trendelenburg 검사(+) ■ 관절운동범위 감소(신전, 내회전, 외전);15° 이상의 굴곡 구축 ■ 하지 부동; 대퇴부 위축 ■ 골주사 검사 또는 MRI로 확진 ■ 소아기 류마티스 관절염과 다른 염증성 질환 감별

(다음페이지에 계속)

감별진단(*계속*)

병리/발생기전	징후/증상
유골 골종 – 장골에 발생하는 양성골종양; 원인 미상	■ 밤에 고관절 주위 모호한 통증 ■ 활동시 증가하며 아스피린으로 감소 ■ 관절운동범위 감소, 대퇴사두근 위축 ■ X-ray로 나타날 수 있으나 MRI나 CT로 확진 ■ 대전자부 점액낭염, 대퇴 경부 스트레스 골절 감별
화골성 근염 – 대퇴부 외상 후에 석회화 침착	■ 국소 통증 ■ 무릎 굴곡 감소 ■ 석회화된 종괴를 촉지할 수 있음
고관절 탈구 – 둔위 분만, 외상, 인공관절 치환술 후 약해진 근육 등	■ 양성검사: Ortolani 검사, Barlow 검사 ■ 경부 x-ray (사경과 관련) *선천성* ■ 다리가 짧음, 굴곡, 외전 자세 취함 *후방, 외상 후* ■ 서혜부와 외측 대퇴부 통증 ■ 다리가 짧음, 굴곡, 내전, 내회전 자세 취함 *전방, 외상 후* ■ 서혜부 통증 및 압통 ■ 신전, 외회전 자세 취함 ■ 전하방 탈수시 굴곡, 외전, 외회전 자세 취함

내과적인 확진 징후

- **야간통** = 종양 또는 감염
- **봉와직염**
  - 피부 외상의 경력
  - 통증, 열감, 부종
  - 발적이 진행
  - 오한, 발열, 위약감
- **심부정맥 혈전증**
  - 다리의 통증 및 압통
  - 1.2 cm 이상의 둘레 길이 증가
  - 촉진시 발열감
  - 160 mm Hg 이상의 혈압계 적용시 통증
  - Homan 검사(+)
  - 위험요인 = 침상안정, 골절, 외상, 경구피임약, 울혈성 심부전, 당뇨, 임신

방사선 검사

Ottawa 슬관절 규칙

X-ray 검사는 환자가 다음과 같을 때만 필요하다.

- 55세 이상
- 슬개골의 국소 압통
- 비골두의 압통
- 90° 이상의 굴곡 불가능
- 외상 후 체중 부하(네발자국)가 불가능할 때

검사 항목

Western Ontario & McMaster 대학 퇴행성 관절염 지수

방법: 각 항목에서 활동의 어려운 정도에 따라 점수를 매긴다.
0 = 없음; 1 = 약간; 2 = 상당히; 3 = 매우; 4 = 아주 극심하게

통증	■ 걷기	
	■ 계단 오르기	
	■ 야간통	
	■ 휴식시 통증	
	■ 체중 부하시(설때)	
강직	■ 아침 강직	
	■ 오후 늦은 시간 강직	
육체적 기능	■ 계단 내려오기	
	■ 게단 오르기	
	■ 앉았다 일어서기	
	■ 서있기	
	■ 아래로 구부리기	
	■ 평지 걷기	
	■ 차를 타고 내리기	
	■ 쇼핑하기	
	■ 양말 신기	
	■ 침대에 눕기	
	■ 양말 벗기	
	■ 침대에서 일어나기	
	■ 목욕탕에 들어가고 나오기	
	■ 앉아 있기	
	■ 화장실에 들어가고 나오기	
	■ 무거운 집안일	
	■ 가벼운 집안일	

점수:

점수: 각각에 정해진 모든 점수를 더한다. 점수가 높을수록 장애가 심하다

Source: Adapted from Lewis C, Wilk K, Wright, R. The Orthopedic OutcomesTool Box. Virginia: Learn Publications.

Lysholm 슬관절 평가 방법

현재 당신의 상태를 가장 잘 표현하는 항목을 고르시오.

파행(절뚝거림)	없음	5
	약간, 가끔	3
	심함, 계속	0
보조기구	필요 없음	5
	지팡이 또는 목발	2
	체중부하 불가능	0
잠김	없음	15
	걸리는 느낌	10
	가끔 잠김	6
	자주 잠김	2
	진찰시 잠겨있는 상태	0
불안정성	없음	25
	드물게	20
	자주	15
	단순한 활동에도 발생	10
	단순한 활동에도 자주 발생	5
	계속 발생	0
통증	없음	25
	심한 일할 때 가끔	20
	심한 일할 때 자주	15
	2km 이상 보행시 실행	10
	2km 미만 보행시 실행	5
	계속됨	0
부종	없음	10
	심한 활동 후	6
	평소 활동 후	2
	계속	0
계단 오르기	별문제 없음	10
	약간 힘듬	6
	한번에 한계단씩만	2
	불가능	0
쪼그려 앉기	문제 없음	5
	약간 문제	4
	90° 이상 불가능	2
	전혀 불가능	0
전체 점수		

점수: 모든 점수의 종합. 점수가 높을 수록 기능이 좋다.

Source: Adapted from Lewis C, Wilk K, Wright, R. The Orthopedic OutcomesTool Box. Virginia: Learn Publications.

전이통 양상

근육 통증의 전이 양상

대퇴직근(Rectus femoris)

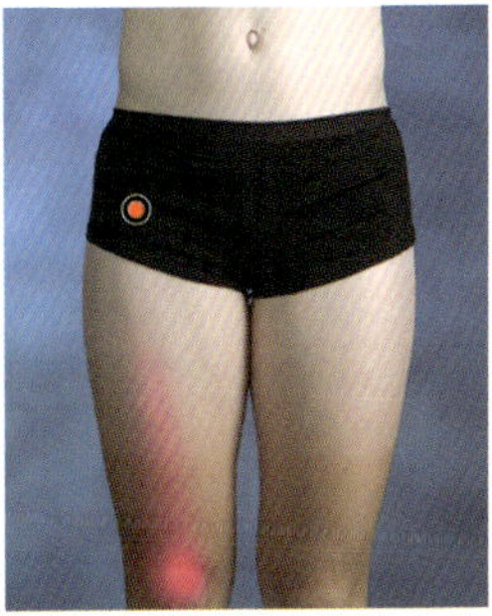

대퇴광근(Vasti muscles)

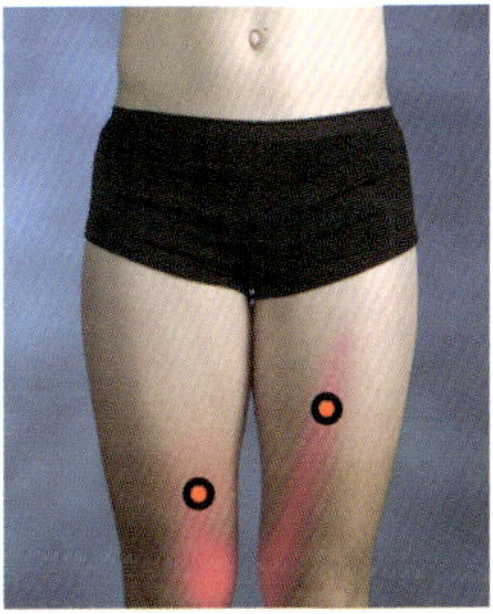

햄스트링 근육(Hamstring muscles)

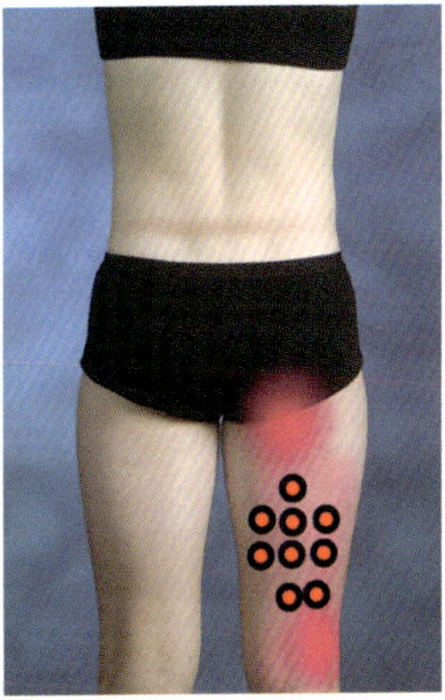

대퇴근막장근(Tensor fascia latae)

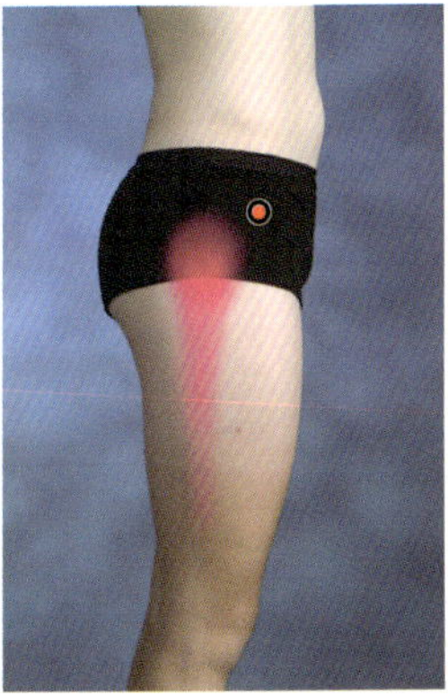

촉진 방법

- **내전근 결절** = 대내전근 부착부위, 대퇴 내측과에서 시작, 근위부로 내측광근과 (슬건)햄스트링 사이로 지나가며 대퇴부가 골반골과 만나는 지점
- **외측 측부인대** = 다리를 접어 반대쪽 무릎에 발목을 걸침(4자 자세); 외측 측부인대를 비골두 위에서 촉지할 수 있음(딱딱한 연필 같은 구조)
- **총비골 신경** = 대퇴이두근과 비복근 외측두 사이에서 무릎의 후외측으로 주행
- **슬와근** = 무릎을 처음 구부리는 근육; 경골극 내측에서 무릎 후방을 지나 비복근 뒤를 지나감
- **Q각** = 전상장골극과 슬개골 중심점을 이은 선과 경골 결절에서 슬개골 중심점을 이은선이 만나는 각도. 정상(누웠을 때): 여자 = 13~18°; 남자 = 10~15°

전방(Anterior)

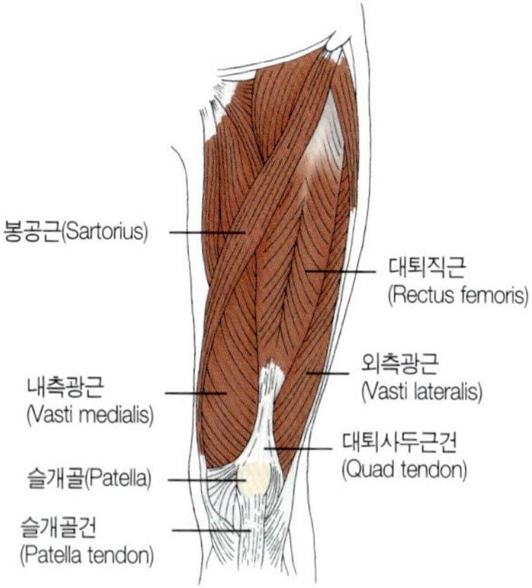

후방(Posterior)

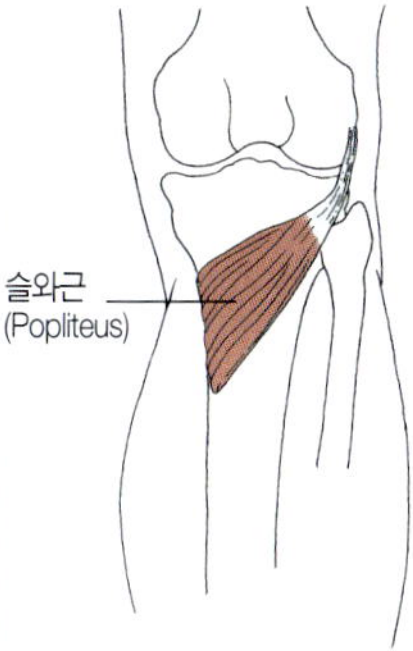

내측(Medial)

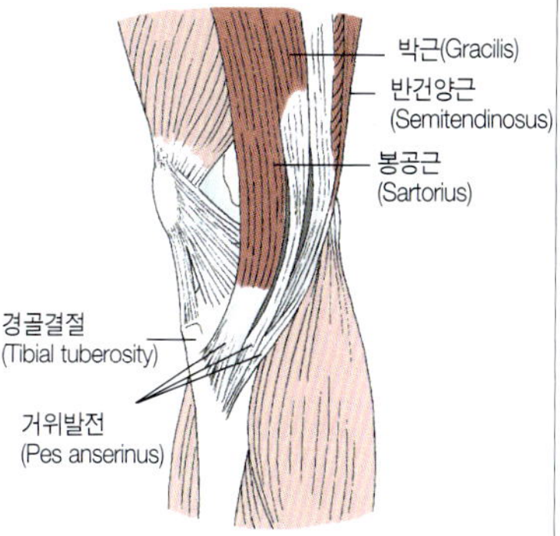

후방(Posterior)

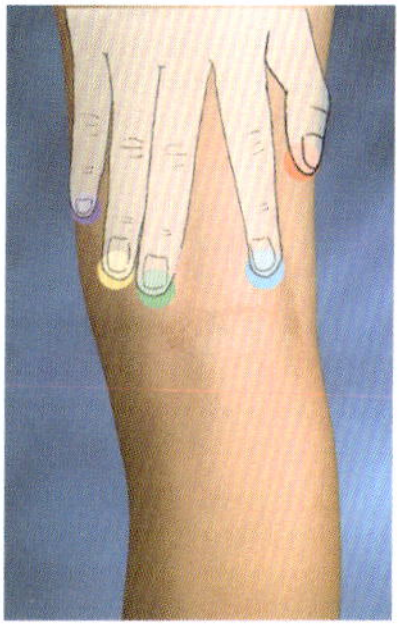

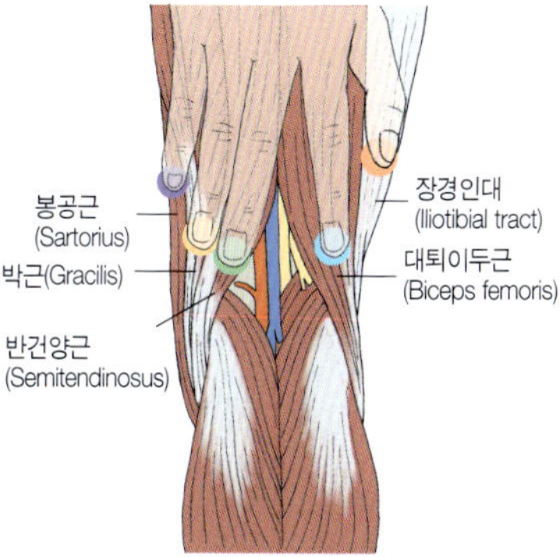

무릎의 골역동학

정상 운동 범위	최대 관절 용적 각도	최소 관절 용적 각도	정상 관절낭 신전시 느낌	비정상 관절낭 신전시
굴곡 >130° 회전 = 10°	25° 굴곡	최대 신전 후, 경골 외회전	굴곡 = 조직 근접 신전 = 탄력적/딱딱함 하지거상 = 탄력적	반발성 제한 = 전위된 연골판 물컹한 느낌 = 인대의 병리

- 대퇴골 관절구와 슬개골 하방이 무릎 20° 굴곡 위치에서 만나기 시작; 90°에서 슬개골 상방과 만나고 130° 굴곡시 좌우측이 만남
- 내측반월상 연골에 부착되는 구조물 = 내측측부인대와 반막양근
- 외측 반월상 연골에 부착되는 구조물 = 후방십자인대와 슬와근

무릎 운동의 관절 역동학

오목한 면 : 경골고평부 볼록한 면 : 대퇴골 관절구	*무릎 신전의 메카니즘:* **비체중부하시** = 경골이 대퇴골에 대해 전방으로 구르며 미끄러짐 **체중부하시** = 경골에 대해 대퇴골이 전방으로 구르며 후방으로 미끄러짐	*무릎 신전의 메카니즘:* **비체중부하시** = 경골이 대퇴골에 대해 후방으로 구르며 미끄러짐 **체중부하시** = 경골에 대해 대퇴골이 후방으로 구르며 전방으로 미끄러짐

근력 및 기능

- 동심 수축시 대퇴사두근과 슬근의 비 =5.3 (슬근이 대퇴사두근의 60~65%가 되어야 함)
- 대퇴사두근: 슬근비가 전방십자인대 재활시 5:4가 되어야 함
- 대퇴사두근: 슬근비가 후방십자인대 재활시 5:2가 되어야 함

특수검사

Lachman 검사

목적: 전방십자인대 검사
자세: 바로 부워 30° 굴곡하여 슬근을 이완시킨다.
방법: 원위 대퇴골을 안정시키고 근위 경골을 잡고 전방으로 당긴다.
해석: 양성 검사 = 5mm 이상 전위되고 조직이 부드럽게 밀린다. 주의: 슬근 강식, 관절출혈, 후방내측반월상 연골의 파열시 위음성

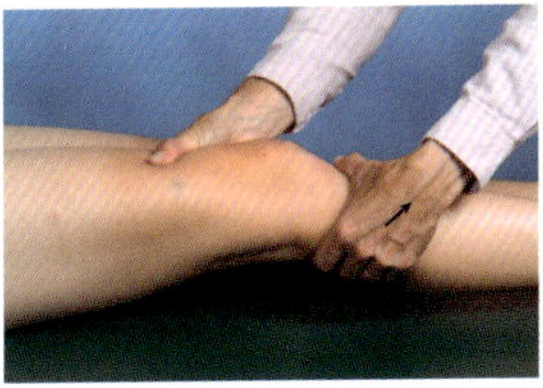

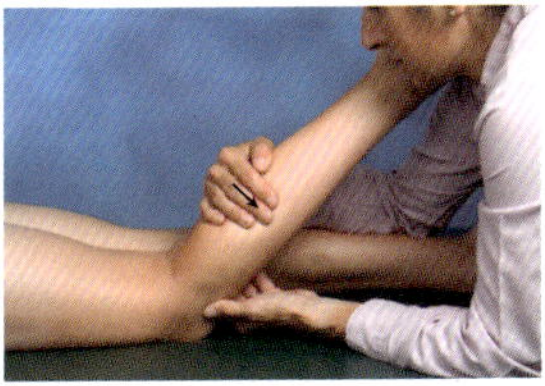

복와위 Lachman 검사

목적: 전방십자인대 검사
자세: 복와위(엎드림), 무릎 30°굴곡해서 슬근을 이완한다.
방법: 전방관절면을 촉지하면서 후방으로 경골을 민다.
해석: 양성 검사 = 5mm 이상 전위되고 조직이 밀린다. 주의: 슬근 강직, 관절출혈, 후방내측반월상 연골의 파열시 위음성

전방전위 검사

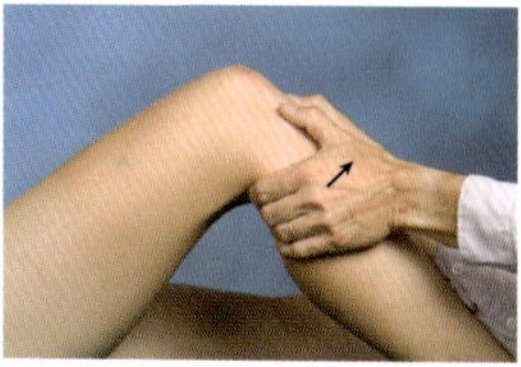

목적: 전방십자인대 불안정성 검사
자세: 바로 부워 발을 테이블 위에 안정시키고 무릎을 80~90° 굴곡하고 슬근을 이완시킨다.
방법: 근위 경골을 대퇴골에 대해 앞으로 당긴다
해석: 양성 검사 = 5mm 이상의 전방전위 덜컥하는 느낌이나 갑작스러운 움직임은 무릎 반월상 연골의 병변을 시사함. **주의** – 후방십자인대 손상시 검사의 처음 시작이 뒤에서 위치하므로 전방전위검사가 과장된다.

후방전위 검사

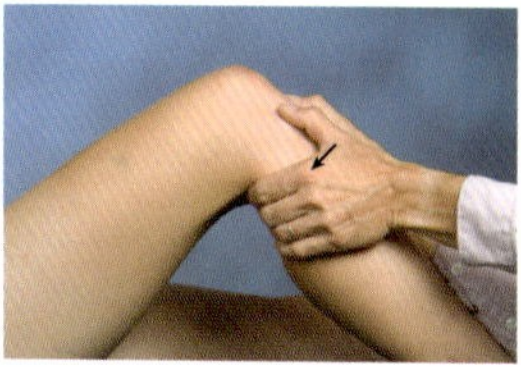

목적: 후방십자인대 불안정성 검사
자세: 바로 부워 무릎을 90° 굴곡하고 발을 테이블 위에 안정시킨다.
방법: 경골 근위부를 원위 대퇴골에 대하여 후방으로 밀어준다.
해석: 양성 검사 = 5mm 이상의 후방 전위

후방전위징후 검사(Sagging test)

목적: 후방십자인대의 불안정성 검사
자세: 바로 누워 고관절과 무릎을 90°씩 굴곡한다.
방법: 경골결절의 높이를 비교한다.
해석: 양성 검사 = 경골 결절의 반대편에 대해 후방으로 전위 됨

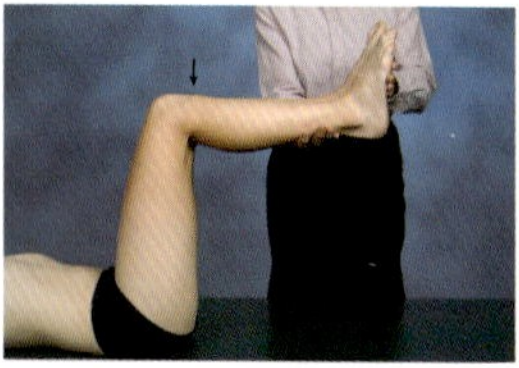

Clarke 검사; Grind 검사

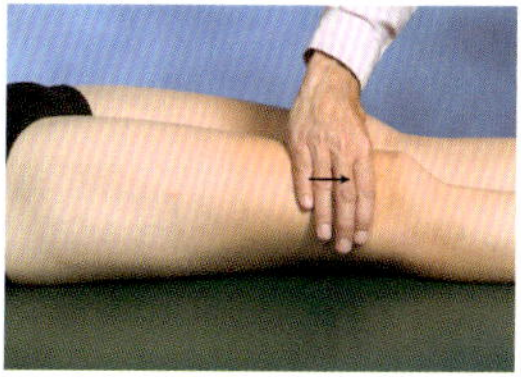

목적: 슬개골 연골 연화증 검사
자세: 바로 누워 무릎을 편다. 시술자는 대퇴사두근을 위에서부터 아래로 누른다.
방법: 대퇴사두근에 힘을 주도록 지킨다.
해석: 양성 검사 = 수축시 통증 발생

내반 부하 검사

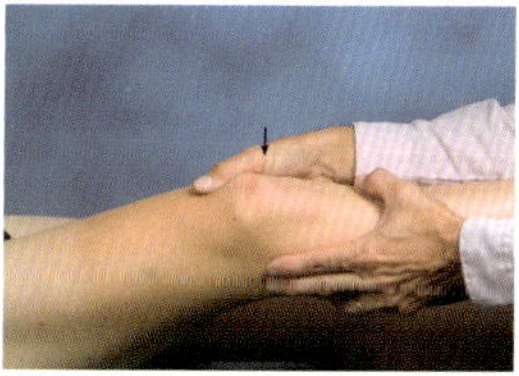

목적: 외측측부인대 불안정성 검사
자세: 바로 누워 무릎을 30° 구부리고 편채로 다시 반복한다.
방법: 한손바닥으로 무릎 내측을 고정하고 외측 관절면을 촉시하며 내반력을 가한다.
해석: 양성 검사 = 통증이나 외측이 반대측에 비해 많이 벌어지는 경우

외반 부하 검사

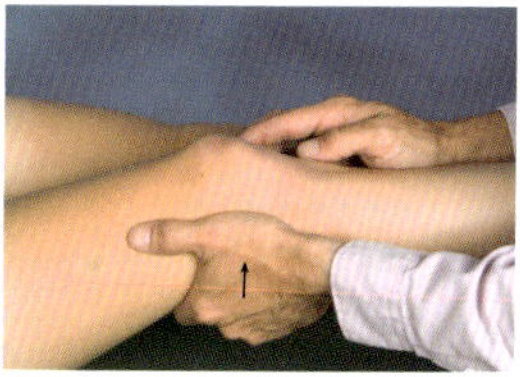

목적: 외측측부인대 불안정성 검사
자세: 무릎을 편채로 시행, 30° 구부려서 재시행
방법: 한손바닥으로 무릎 외측을 고정하고 내측 관절면을 촉지하며 외반력을 가한다.
해석: 양성 검사 = 통증이나, 내측이 반대측에 비해 많이 벌어지는 경우

Apley 검사

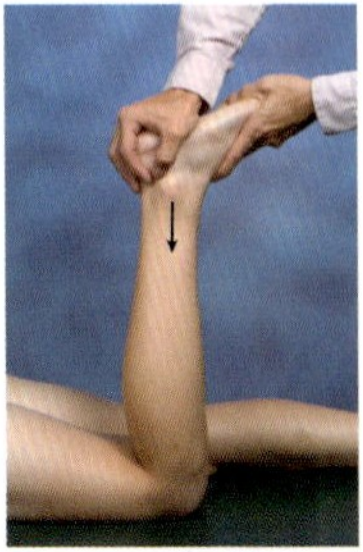

목적: 반월상 연골 평가
자세: 엎드려 누워 무릎을 90° 굴곡한 후 발과 종골을 잡는다.
방법: 아래로 압력을 주면서 경골을 내회전, 외회전 한다.
해석: 양성 검사 = 통증, 뚝소리, 잠김, 염발음 등

McMurray 검사

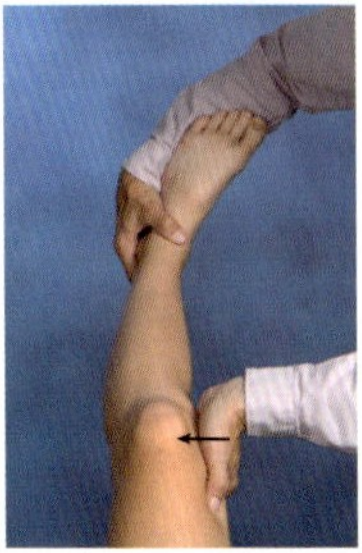

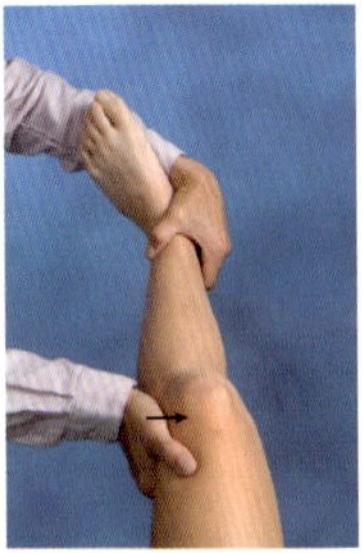

목적: 반월상 연골 평가
자세: 바로 누워 한손으로 무릎 관절면을 받치고 다른 손으로 원위 경골을 잡는다.
방법: 최대 굴곡자세에서 내반력을 주며 내회전 시키면서 무릎을 편다. 다시 최대 굴곡자세에서 반대방향의 힘을 주며 시행한다.
해석: 양성 검사 = 내회전시 통증 또는 소리가 나면 외측 반월상연골 이상, 외회전시에는 내측 반월상연골 이상, 무릎이 굴곡시 통증이 있으면 후각, 신전시에 통증이 있으면 전각의 이상

슬개골 불안정 검사

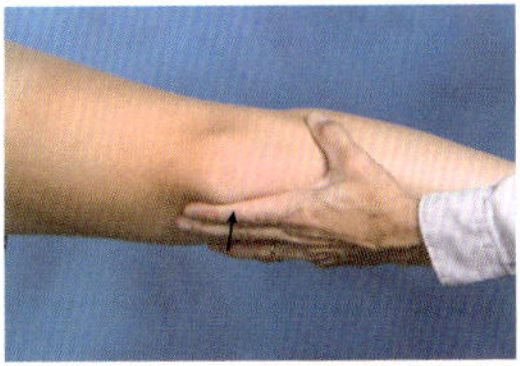

목적: 슬개골의 아탈구 검사
자세: 앉거나 누운 후 무릎을 30° 구부리고 대퇴사두근을 이완한다.
방법: 조심해서 슬개골을 외측으로 밀어준다.
해석: 양성 검사 = 슬개골이 거의 탈구되려하거나 대퇴사두근이 힘을 주어 탈구를 막는 것을 관찰

슬개골 경사 검사

목적: 장경대의 구축과 슬개골의 운동성 평가
자세: 바로 누워 무릎을 신전한다.
방법: 슬개골 외측을 들어 준다.
해석: 양성 검사 = 슬개골을 들어 줄 수 없는 경우

Noble 검사

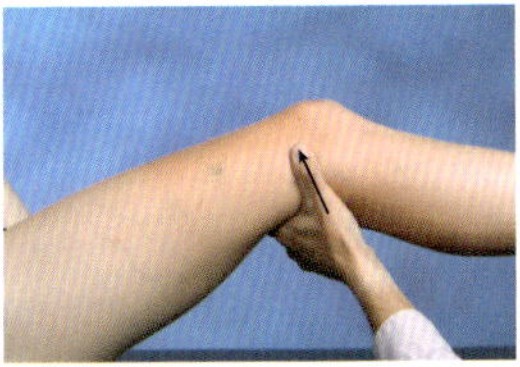

목적: 장경대자극정도 평가
자세: 무릎과 고관절을 90°씩 구부린다.
방법: 무릎을 펴면서 고관절 외측에 압박을 준다.
해석: 양성 검사 = 30° 굴곡위치에서 대퇴골외측에 통증 또는 소리가 남

Ober 검사

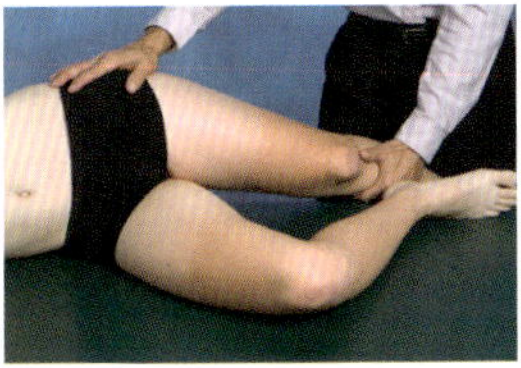

목적: 장경대 구축 평가
자세: 옆으로 눕는다.
방법: 고관절을 펴면서 하지가 내전되도록 한다.
해석: 양성 검사 = 하지가 아래로 떨어지며 내전되지 않는다.

Renne 검사

목적: 장경대 자극 정도 평가
자세: 바로 선다.
방법: 무릎을 구부리며 대퇴골 외측에 압박을 가한다(반쪼그려 앉기).
해석: 양성 검사 = 30° 굴곡 자세에서 대퇴골 외측에 통증이나 소리가 남

축전위 검사(Pivotshift test)

목적: 전외측 불안정성 평가
자세: 바로 눕는다.
방법: 외반역을 준 상태에서 무릎을 완전 신전 위치에서 굴곡시킨다.
해석: 양성 검사 = 아탈구되어 있던 경골 고평부가 갑자기 정복된다.

Stutter 검사(머뭇거림 검사)

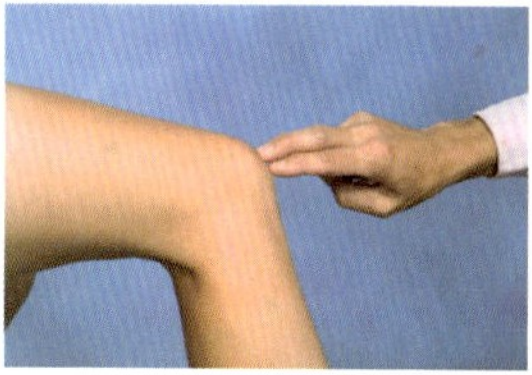

목적: 내측 추벽 자극 검사
자세: 테이블 가장자리에 무릎을 구부리고 앉는다.
방법: 손가락을 슬개골 중심에 가볍게 놓고 무릎을 천천히 편다.
해석: 양성 검사 = 무릎이 펴지는 동안 슬개골이 머뭇머뭇거리게 된다.

슬개골 활줄 검사

목적: 내측 추벽 검사
자세: 바로 눕는다.
방법: 구부렸다 폈다를 반복하는 동안 슬개골을 내측으로 민다.
해석: 양성 검사 = 덜컹거리는 느낌이 난다.

Wilson 검사

목적: 내측 대퇴골 관절와의 골연골염 검사
자세: 바로 누워 무릎을 90° 굴곡한다.
방법: 무릎을 펴면서 경골을 내회전 한다.
해석: 양성 검사 = 통증이 30° 굴곡, 내회전시에 통증 발생, 외회전시 통증 감소 시에 반월상 연골판 이상 배제 필요

감별진단	
병리/발생기전	**징후/증상**
슬개낭종(Baker's cyst) – 만성적 자극에 의한 후방관절낭의 결손	■ 반막양근이나 내측 비복근의 골프공 크기의 양성종양, 무릎을 최대한 편후에 촉지 ■ 무릎관절운동이 감소하며 아프고 뻣뻣해짐 ■ MRI로 도움이 됨
정강이 부목 / 전방 – 전경골근, 장무지 신전근, 장족지 신전근의 과사용증후군, 오래 달리기나 부적절한 연부조직 상태, 후족부 내반으로 생긴 과도한 내전	■ 전경골근 전방의 통증 ■ 저항을 주며 후방굴곡, 내전시 통증 ■ 족저굴곡, 외반으로 스트레칭시에 통증 ■ 제2중족골두와 원위 족무지 내측의 통증과 굳은 살 ■ 비복근의 구축 ■ 보행시 뒷꿈치 통증 ■ X-ray; 스트레스 골절과 감별 필요
정강이 부목 / 후방 – 장무지 굴곡근, 장족지 굴곡근의 과사용증후군, 후족부 내반을 보상하기 위한 갑작스러운 내반, 후경골근의 부하 증가	■ 제2 >제3 >제4 중족골두하의 굳은 살 형성 ■ 정강이 후내측, 내측 복숭아뼈 후방의 통증 ■ 제1중족 족지관절의 관운동성 ■ 저항을 주며 내번, 족저굴곡시 통증 ■ 외번 후방굴곡을 하며 스트레칭시 통증 ■ X-ray; 스트레스 골절과 감별 필요

(다음페이지에 계속)

감별진단(*계속*)

병리/발생기전	징후/증상
구획증후군 – 정강이 부목의 진행으로 근육의 미세 순환 감소; 남> 여, 우> 좌 *주의:* 응급상황으로 빠른 후송이 필요 (얼음을 대고, 압박은 피한다)	■ 5 P's = 저린감(paresthesia), 마비(paresis), 통증(pain), 창백(pallor), 허혈(pulseless) ■ 체액의 증가로 조직내압증가; 정상 ≤10mm Hg, 20mm Hg 이상시 혈류 감소, 30mm Hg 이상시 괴사 ■ 피부는 따뜻하거나 딱딱함 ■ 관절 움직임시 통증; 장무지신전근의 허혈 ■ 제1지간관절 사이의 감각소실이 가장 신빙성 있는 징후 ■ 맥박은 마지막까지 정상인 경우가 많고 근육괴사나 신경손상을 막기 위해 4~6시간 내에 수술 필요함 ■ MRI나 압력 측정
활액낭염 – 기계적 자극 ■ 슬개골전방 = 운동시 흔함 = 무릎 앞에 충격이 가해지는 스포츠 활동 ■ 슬개골하방 = 성직자의 활액막염 = 무릎꿇음 ■ 거위 발건 = 장거리 달리기 선수, 퇴행성 관절염을 가진 중년이후의 여성	■ 국소발열감 ■ 국소적 달걀모양의 부종 ■ 활액낭 아래 2~4 cm 통증 ■ 염발음 ■ 관절운동시 불편감 ■ MRI로 확진
슬와근 건염 – 과사용, 내리막길 달리기, 갑작스런 멈춤 반복 등으로 발생	■ 운동 후 무릎 후외방의 통증, 계단을 내려올 때 통증 ■ 염발음 ■ 양반다리할 때 통증 ■ MRI가 도움이 될 수 있음

(다음페이지에 계속)

감별진단(*계속*)	
병리/발생기전	**징후/증상**
도약슬(Jumper's Knee) = 슬개골건염(골격이 미숙한 상태에서 가장 흔함) 도약이다. 발로 참, 달리기 등에 의한 견열 과사용 손상	■ 슬개건 부착부위의 압통과 저항을 주며 무릎을 펼때 통증 ■ 국소적 부종 및 염발음 ■ Q-각상승 ■ 오스굿씨병을 감별해야 함 ■ MRI로 확진
장경대 마찰 증후군 – 장경대의 구축으로 반복되는 자극과 마찰, 경골의 회내전, 내반골 등으로 인해 발생 근위부 통증 = 엉덩이 증후군 원위부 통증 = 달리기 주자의 무릎	■ 내리막길 주행시 통증 ■ 체중부하하고 30° 무릎 굴곡시 통증 ■ 외측 대퇴골 외과 위의 압통 ■ 양성검사: Ober, Noble, Renne 검사 ■ X-ray (–) ■ 대전자 활액낭염, 골연골염 배제 ■ MRI나 초음파로 확진
추벽 증후군 = 직접적 가격이나 부적절하고 익숙하지 않은 동작 반복	■ 대퇴골 내과 통증, 내측에 줄 모양의 조직 촉지 ■ 소리가 나거나, 잠김, 불안정감 ■ 최대 굴곡시 통증 ■ McMurray 검사 위음성 ■ 양성검사: stutter 검사, 극장 징후 ■ 슬개 대퇴 주행 이상 감별 ■ X-ray는 정상; MRI로 진단 ■ 관절경을 통해 추벽 확인 가능

(다음페이지에 계속)

감별진단(*계속*)

병리/발생기전	징후/증상
연골연화증 – 부적절한 생역학으로 인해 슬개골 관절연골 약한 고관절 외회전근	■ 슬관 무릎 전방 통증: 계단 이용시 통증, 염발음 ■ 대퇴사두근 내측두약화: 고관절 외회전근 약화 ■ 슬관절 외반 증가, Q-각 증가 ■ 양성검사: 극장 징후, Clarke 검사, Fairbank 검사 ■ MRI로 확진
슬개골 아탈구 – 과도한 경골 외회전, 회내전, 상위슬개골, 외측지대 구축, 고관절 외회전근 약화(Q각, 대퇴골 회전 증가)	■ 부종으로 대퇴사두근 대측두 약화 ■ 양성검사: 슬개골 경사, 슬개골 불안감 ■ 내측 슬개골 변연부의 압통 ■ 무릎과 고관절을 90°씩 구부리고 앉았을 때 슬개골이 상방 외측을 향함 ■ 슬관절 불안정감 또는 소리가 남 ■ Q-각 증가 ■ X-ray로 골연골편 또는 골절을 진단할 수 있음
슬개골 골절 – 직접적 가격에 의해 발생	■ 통증 및 부종 ■ 신전 불가능 ■ X-ray로 확진
외측측부인대 염좌 – 내반부하에 의해 외측 측부인대의 파열 또는 늘어남	■ 외측의 열감과 부종 ■ 외측 관절면의 압통 ■ 관절운동 범위로 정상 ■ 내반부하검사(+) ■ MRI나 관절조영술로 확진 ■ 견연골절, 성장판 손상 감별 위해 x-ray 필요함

(다음페이지에 계속)

감별진단(계속)	
병리/발생기전	징후/증상
내측측부인대 염좌 – 외반 부하에 의해 내측 측부인대의 파열 또는 늘어남	■ 굴곡이 90°로 제한 됨 ■ 심부인대 파열시 무릎 속출혈 발생 ■ 외반 부하검사(+) ■ 내측 관절면의 압통 ■ MRI나 관절 조영술로 확진 ■ 견열골절, 성장판 손상 감별 위해 x-ray 필요함
전방십자인대 손상 – 방향전환이나 외반외회전하며 감속, 족저굴곡하며 무릎의 괴출곡시 발생	■ 끊어지는 소리와 함께 2시간내 관절내 피가 찬다 ■ 경골후외측의 극심한 통증 ■ 불안정성 ■ 양성검사: 전방전위검사, Lachman, pivot shift 검사 ■ KT1000/2000에서 5 mm 이상의 전위 ■ X-ray 음성; MRI가 필요 ■ 혈관절증
후방십자인대 손상 – 자동차 앞 대시보드 손상, 무릎 90°이상 구부린 상태에서 전후방 가격	■ 약간의 부종; 수일 후 멍이 듬 ■ 슬와부위의 압통 ■ 운동가능할 수 있음 ■ 양성검사: 후방전위검사, 후방 Lachman, 후방전위징후 검사 ■ X-ray상(–); MRI로 진단 ■ 혈관절증

(다음페이지에 계속)

감별진단(*계속*)	
병리/발생기전	**징후/증상**
반월상 연골 파열 – 체중부하, 과신전시 회전력에 의해 발생, 경골외회전, 내측손상, 경골내회전, 외측손상 *특징적 손상:* 소아 = 장축과 변연부 파열 10대 = 양동이 손잡이 파열	■ 내반/외반 부하 음성 ■ 과도 굴곡, 신전시 통증 ■ 1–3일에 걸쳐 점차 부종 증가 ■ 관절면 통증 ■ 양성검사: McMurray, Apley 검사 ■ 전반부는 신전시 후방부는 굴곡시 잠김 ■ X–ray로 골절, 종양, 유리체 감별 ■ MRI로 가성 파열 감별
퇴행성 관절염 – 노화, 부적절한 생역학, 반복된 외상	■ 관절면 염발음 ■ 부종으로 인한 과신전 불가능 ■ 보행시 입각기 감소 ■ '겔'현상 = 염증으로 활액이 끈끈함 증가 ■ 전내측 통증 및 뻣뻣해짐 ■ 관절 간격 감소, 골극형성
오스굿씨병 – 경골 돌기 성장판의 과도성장 및 견열 손상, 8~15세 사이, 남> 여	■ 경골극 및 슬개골 원위부의 간헐적 통증 ■ 경골돌기의 비대 ■ 관절운동 감소 ■ 신전 지연 ■ Ely 검사(+) ■ X–ray 측부 촬영시 견열 골절 ■ 무혈성 괴사 감별

(다음페이지에 계속)

감별진단(계속)

병리/발생기전	징후/증상
SLJ 증후군–슬개골건의 과사용 및 과도 신전	■ 슬개골 원위부의 압통 ■ 통증성 파행 ■ 무릎 관절운동 감소 ■ X–ray = 슬개골 원위부의 골편
골화성 근염 – 외상으로 인한 근육의 석회화, 혈종형성후 2~3주에 석회화, 4~8주에 골화가 됨	■ 발열감, 압통 ■ 관절운동 감소 ■ 손상된 근육 수축시 통증 ■ 2-3주 후 x–ray, MRI로 조기진단 가능
이소성 화골염 – 직접적 외상에 의한 근육의 골화	■ 관절운동 감소 ■ 손상된 근육힘 약화 ■ 압통, 부종, 발적 ■ 2-3주 후 x–ray, MRI로 조기진단 가능
박리성 골연골염 – 연골하골 손상, 점진적 진행; 외상이나 성장판 이상으로 발생; 내측대퇴관절와 후외측에 호발; 10~18세 남> 여	■ 무릎 부종 ■ 무릎굴곡 신전시 염발음, 부종 ■ 모호한 통증 ■ 통증성 파행 ■ Wilson 검사 ■ 내측 대퇴 관절와 압통 ■ X–ray는 민감도 낮음, MRI나 골주사 검사 필요

내과적 확진 징후

- **저린감** = 양말 착용 양상의 분포
  - 당뇨
  - 납/수은 중독
- **통풍**
  - 부종 및 압통, 제1중족 족지관절, 발목관절
  - 관절운동시 통증
  - 건드릴때 민감한 통증
- **'라임' 병**
  - 소 눈 모양의 발적
  - 감기양상의 증상
- **양측 발목 부종** 혈압, 비스테로이드성 소염제 사용으로 인한 신장의 혈관 수축

복합 국소 통증 증후군

1단계	■ 작열감, 쑤심, 압통, 관절 강직 ■ 부종, 온도 변화 ■ 손톱 성장 증가
2단계	■ 통증, 부종, 관절 강직 증가 ■ 통증의 위치가 모호해 짐 ■ 피부색 질감 변화
3단계	■ 통증이 발 전체로 전달 ■ 신경 전달 속도 감소 ■ 근육 위축

방사선 검사

오타와(Ottawa)와 발목관절 규칙

손상시 발목의 x-ray 검사로 아래의 사항이 만족하는 경우에만 필요하다:

- 내측 복숭아뼈 후방 6 cm 근처의 골압통
- 외측 복숭아뼈 후방 6 cm 근처의 골압통
- 손상 직후 네발자국을 다닐 수 없는 통증

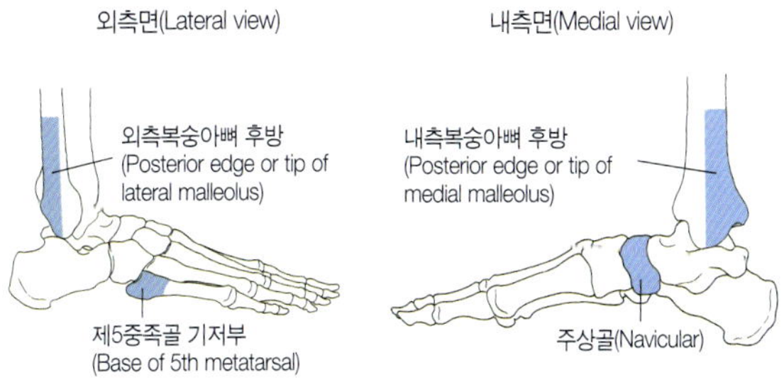

오타와 발 규칙

손상시 발의 x-ray 검사는 아래의 사항을 만족하는 경우에만 필요하다:

- 주상골 압통
- 제5중족골 기저부 압통
- 손상직 후 네 발자국을 다닐 수 없는 통증

검사 항목			
발목 손상 평가 방법 및 점수			
주관적 평가		**정상적으로 보행이 가능 한가요**	
증상 없음	15	예	15
약간	10		
중간	5	아니오	0
매우 심함	0		
정상적으로 달릴 수 있을까요?		**계단내려오는 것이 가능한가요 (44계단 정도)**	
예	15	18초내	10
아니오	0	18–20초	5
		20초 이상	0
다친다리의 뒷꿈치로 서 있을 수 있을까요		**다친다리의 발가락으로 서 있을 수 있을까요**	
40초 이상	10	40초 이상	10
30–39초	5	30–39초	5
30초 이하	0	30초 이하	0
다친다리로 한발로 설 수 있을까요		**발목관절 불안정증**	
55초 이상	10	안정 <5 mm	10
50–54초	5	중증도(6–10mm)	5
50초 이하	0	매우 심함 (>10 mm)	0
후방 굴곡 범위			
10° 이상	10	**전체 점수**	
5–9°	5		
5°이하	0		

점수매기기: 모든 점수의 합

매우 좋음 = 85–100; 좋음 = 70–80; 보통 = 55–60; 좋지 않음 <50

Source: Adapted from Lewis C, Wilk K, Wright, R. The Orthopedic OutcomesTool Box. Virginia: Learn Publications.

발기능 평가

각 항목에 표시하시오.

발 통증이 얼마나 심한가요? 통증 없음										상상할 수 있는 가장 심한 통증
가장 심할 때										
아침										
맨발로 걷기										
맨발로 서 있기										
신발 신고 걷기										
신발 신고 서 있기										
보조기 사용하고 걷기										
보조기 사용하고 서 있기										
일과를 끝낸 후										

얼마나 어려운가요? 아무 어려움 없음										매우 어려워 할 수 없다
집에서 걷기										
밖에서 걷기										
네블록 걷기										
계단 오르기										

(다음페이지에 계속)

발기능 평가(*계속*)										
얼마나 어려운가?	**불편함 없음**									**매우 불편해 불가능함**
계단 내려오기										
발끝으로 서기										
의자에서 일어서기										
길턱 넘기										
빨리 걷기										
발의 통증으로 시간을 얼마나 많이 소모하는가요?	**None**									**All**
집에 머무는 시간										
침대에 있는 시간										
활동의 제한										
실내 보조기구 사용										
실외 보조기구 사용										

전체 점수: ______________________

***점수매기기:* 모든 점수를 더하고 100을 곱한다. 점수가 클수록 장애가 심함**

Source: Adapted from Lewis C, Wilks K, Wright R. The Orthopedic OutcomesTool Box. Virginia: Learn Publications.

전이 통증 양상

근육통의 전이 양상

장 · 단 비골근(Peroneus longus brevis)

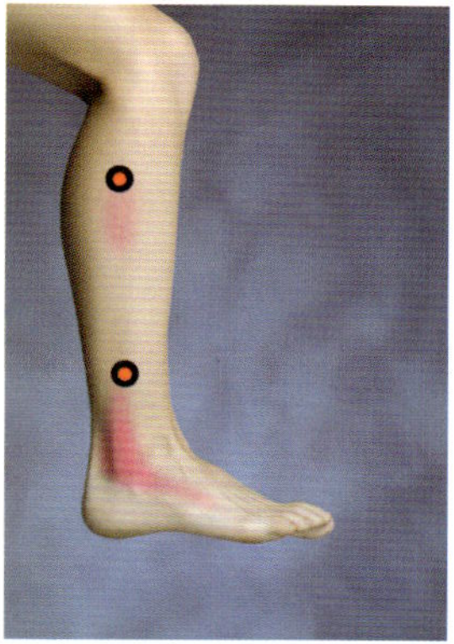

삼차비골근(Peroneus tertius)

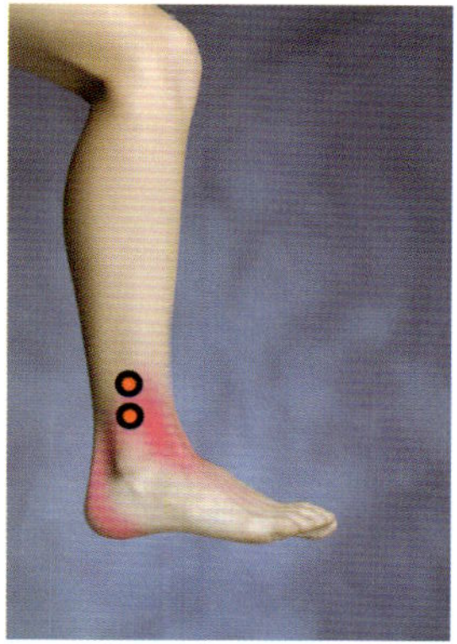

전경골근(Tibialis anterior)

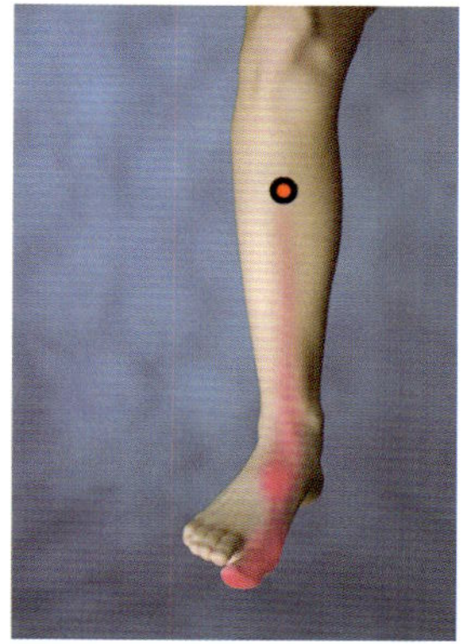

장무지 굴곡근(Flexor hallucis longus)

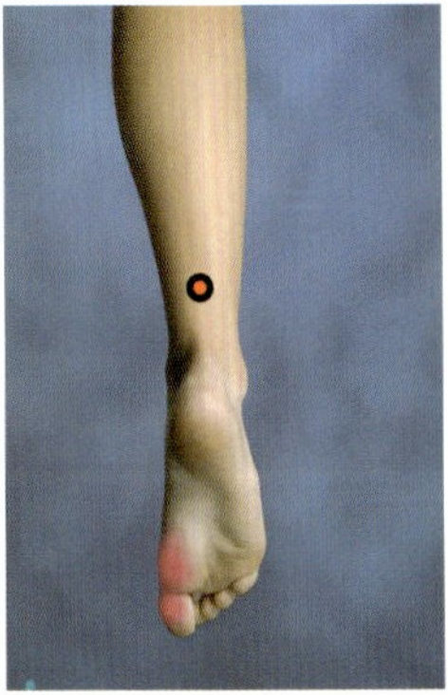

장족지 굴곡근(Flexor digitorum longus)

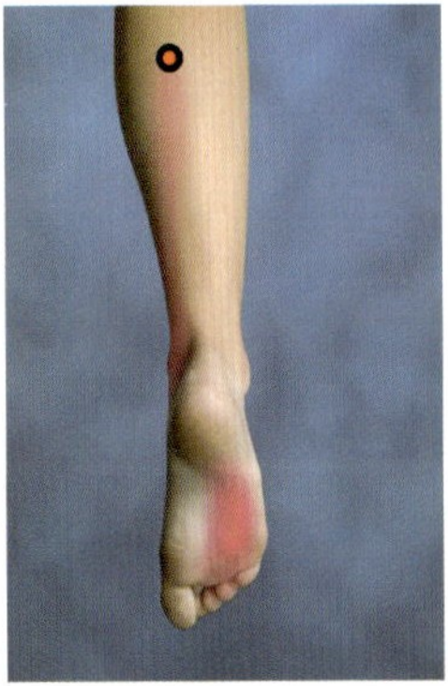

장족지 신전근(Extensor digitorum longus)

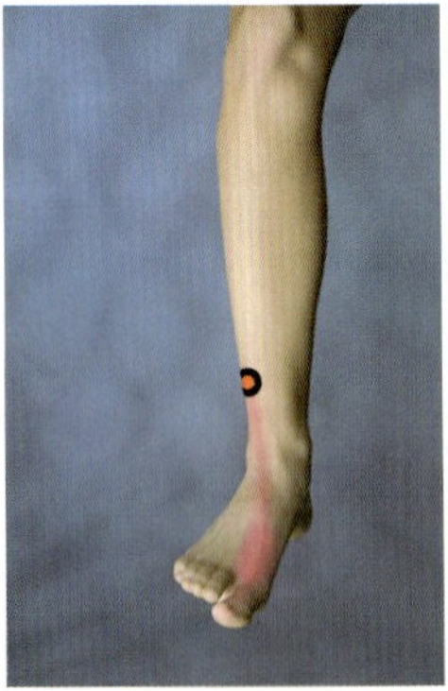

장무지 신전근(Extensor hallucis longus)

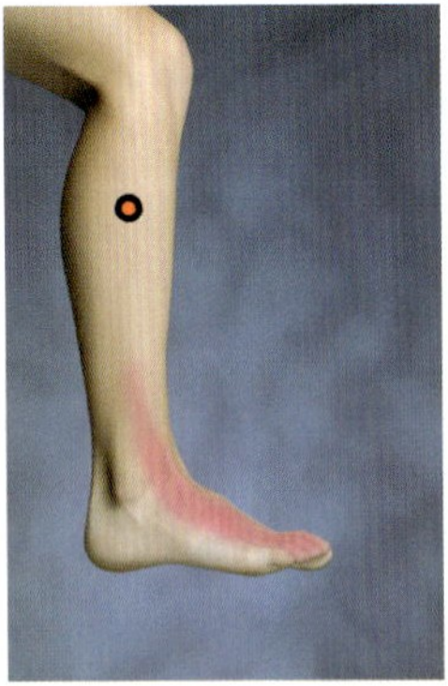

시진

- 망치 족지 = 중족족지관절과 원위지간관절의 과신전과 근위지간 관절의 굴곡, 보통 무지 외반 변형 동반, 신발착용시 통증
- 무지외반증 = 제1중족족지 간각, 20° 이상
- 장무지발 = 1st MT > 2nd > 3 > 4 > 5
- 무지 제2족지 동균발 = 1st MT = 2nd[d] MT > 3 > 4 > 5
- 장 제2족지 발 = 1st MT < 2nd > 3 > 4 > 5
- 거골하 관절 중립 = 전족부를 후방굴곡 회내전 한 후 거골 위치 파악

촉진 방법

- **8자방법** = 양말 착용 양상의 분포
  - 전경골근과 외과사이의 발목전방에서 시작
  - 줄자를 내측에서 주상골 원위부까지 당김
  - 발아래로 돌아 제5중족골 기저부로 감
  - 앞쪽을 가로 질러 발목 뒤쪽으로 감
  - 발목 내과 원위부를 지나 아킬레스를 넘어 외과를 진행
  - 시작부분으로 돌아옴
- **족배동맥** = 제1:2 중족골 사이의 발등
- **재거돌기** = 발목 내과 아래의 작은 돌출부
- **비골 결절** = 외과에서 원위부 1인치에 솟은 골 융기
- **족저근** = 슬관절 굴곡 후 비골두 후방의 내측에서 촉지, 근위 외측에서 원위 내측으로 진행
- **전경골근** = 경골 축 외축을 따라서 내려오다 내측 설상골의 내측에 부착
- **장족지 신전근** = 발가락을 신전하는 동안 신전 지대 위에서 쇠근 근육들 중 전경골근과 비골근 사이에 위치

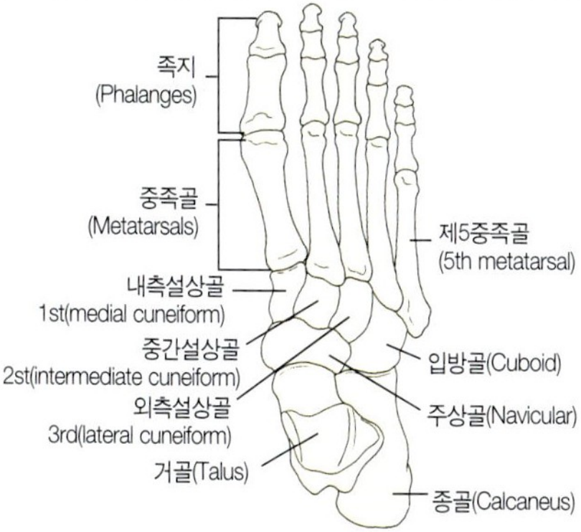

A

하방그림(Inferior view)

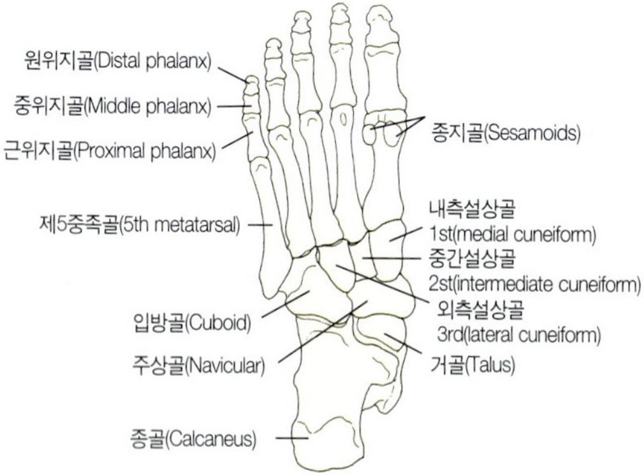

B

장무지 신전근과 장족지 신전근(Extensor digitorum & ext hallucis)

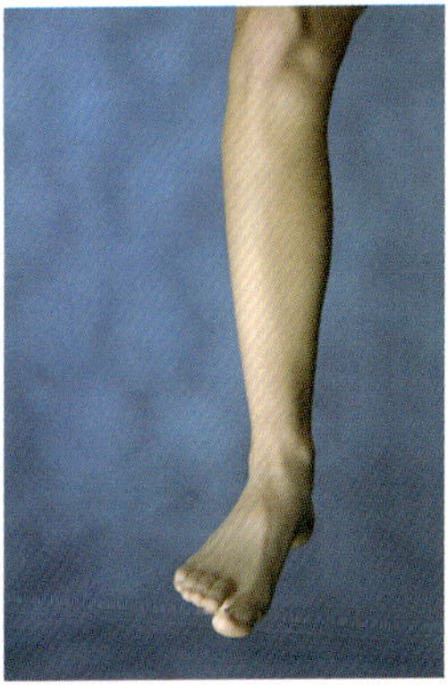

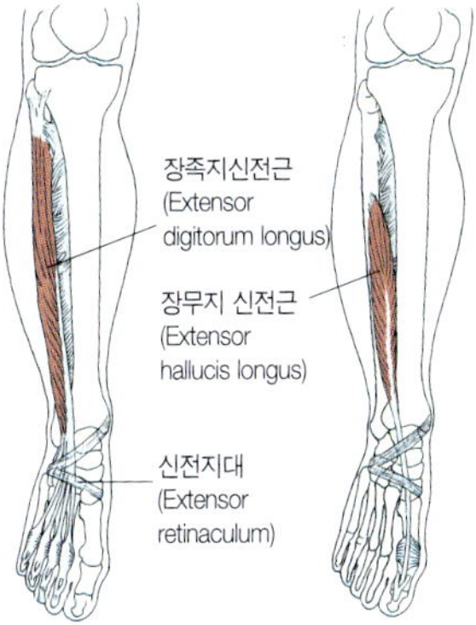

족저근(Plantaris)

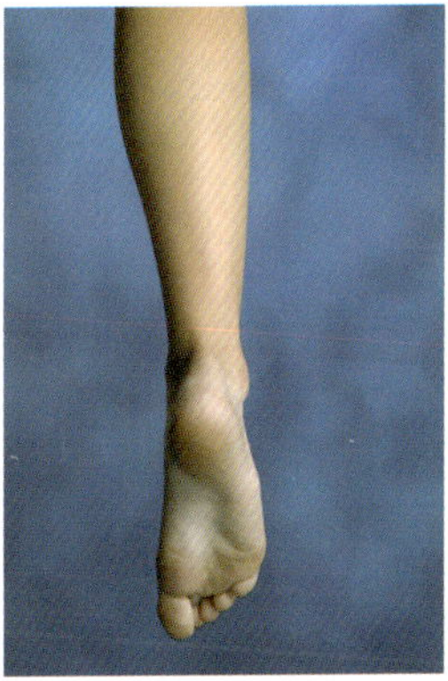

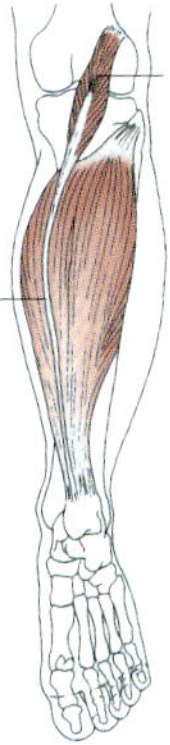

발목 외측 구조(Lateral ankle structures)

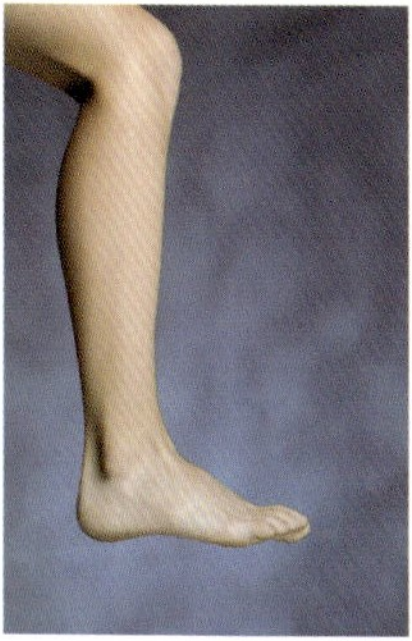

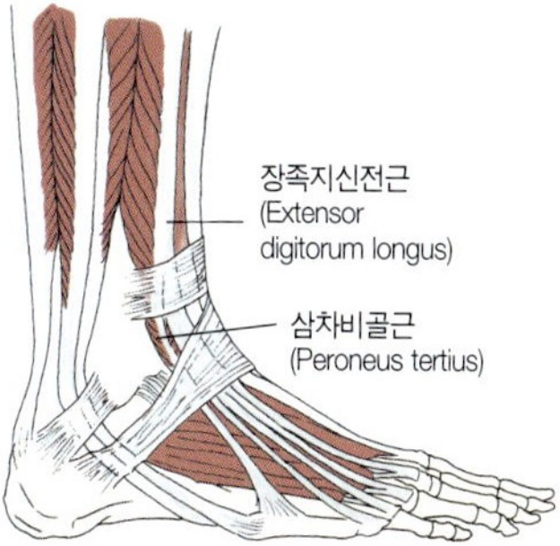

발목 내측 구조(Medial ankle structures)

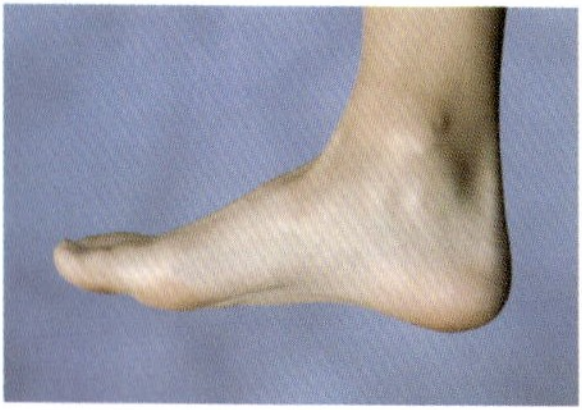

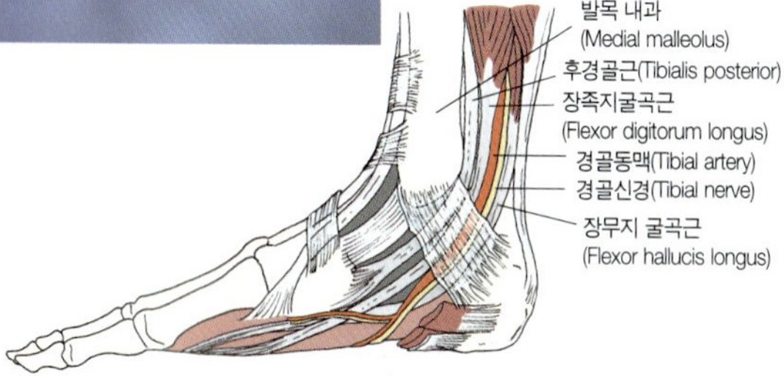

발바닥면(Plantar surface of the foot)

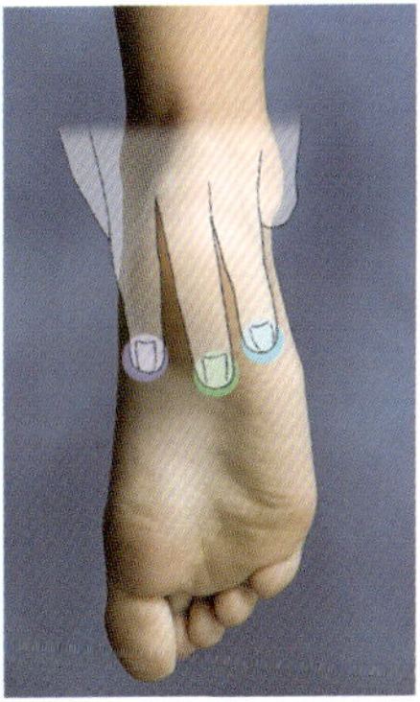

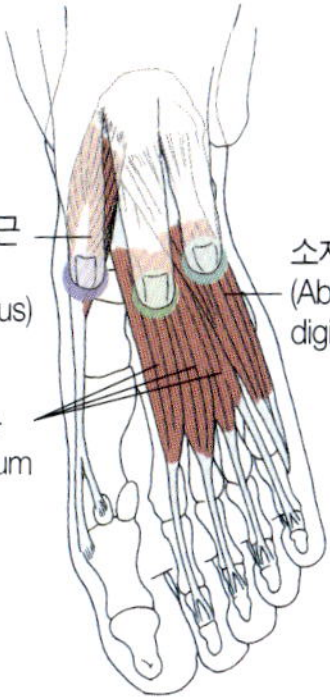

Feiss 선

비체중 부하시 발목내과와 제1중족골두를 잇는선, 주상골은 이 선 위에 있어야 하며 체중 부하시 2/3이상 주상골이 바닥으로 내려가면 안 된다

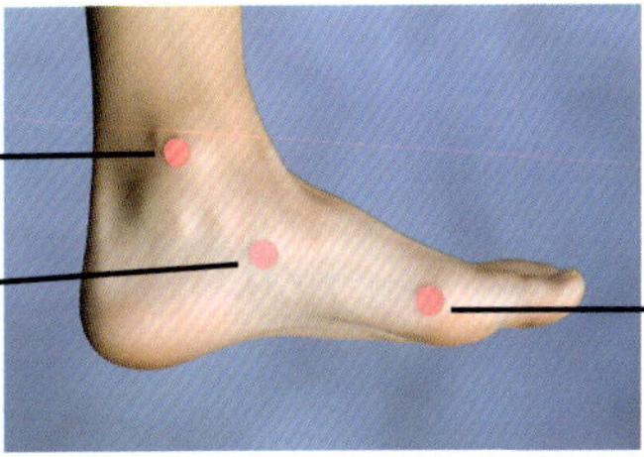

발목과 발의 골역동학					
정상관절 운동 범위		관절 용적이 큰 위치	관절 용적이 작은 위치	정상적 관절낭 신전 느낌	비정상 관절낭 신전 느낌
족저 굴곡 30–50° 족배 굴곡 20° 내번 10–30° 외번 10–20°		10° 족저굴곡	최대 족배굴곡	탄력적으로 스트레칭 됨	비어있는 느낌 = 인대 손상
제1중족 족지관절	신전 35°	5~10° 신전	최대 신전	연부조직이 늘어나는 느낌	연부조직이 늘어나는 느낌 = 최대 신전시
제2~5 중족 족지관절	굴곡 75°	약간 굴곡	최대 신전	굴곡 / 신전 = 연부조직이 늘어남 / 탄력적 외전 / 내전 = 인대가 늘어나는 느낌	연부조직이 늘어나는 느낌 = 최대 굴곡시

발목과 발 운동을 위한 관절 역동학			
발목관절 굴곡과 신전	오목한 면: 원위경골 / 비골 볼록한 면: 거골	*발목관절 족배굴곡의 메카니즘:* **비체중부하(OKC)** – 거골이 전방으로 구르며 후방으로 미끄러 짐 **체중부하(CKC)** – 경골이 전방으로 구르며 미끄러짐	*발목관절 족저굴곡의 메카니즘:* **비체중부하(OKC)** – 거골이 후방으로 구르며 전방으로 미끄러 짐 **체중부하(CKC)** – 경골이 후방으로 구르며 미끄러짐
발목관절 내번과 외번	오목한 면: 전방종골 관절면과 거골 후방 볼록한 면: 종골후방 관절면과 거골 전방	*내번의 메카니즘:* **비체중부하(CKC)** – 전방 종골관절면이 내측으로 구르며 미끄러지고 후방 종골 관절면이 외측으로 구르며 미끄러짐 **체중부하(CKC)** – 거골이 내측으로 구르고 외측으로 미끄러지며, 후방에서 거골이 내측으로 구르며 미끄러진다.	*외번의 메카니즘:* **비체중부하(OKC)** – 전방 종골관절면이 외측으로 구르며 미끄러지고 후방 종골 관절면이 내측으로 구르며 미끄러짐 **체중부하(CKC)** – 전방에서 종골이 외측으로 구르며 내측으로 미끄러지고 후방에서 거골이 외측으로 구르며 미끄러짐
중족 족지관절 굴곡과 신전	오목한 면: 족지 볼록한 면: 중족골	*굴곡의 메카니즘:* 족지가 중족골에 대해 원위하방으로 구르며 미끄러짐	*신전의 메카니즘:* 족지가 중족골에 대해 근위상방으로 구르며 미끄러짐

특수 검사

전방전위 검사

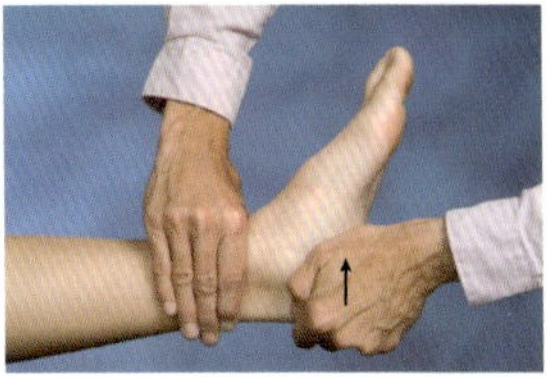

목적: 전거비인대 이완 평가
자세: 발목을 20° 구부린다.
방법: 종골의 후방을 잡고 전방으로 당긴다.
해석: 양성 검사 = 통증과 과도한 운동

거골경사 검사

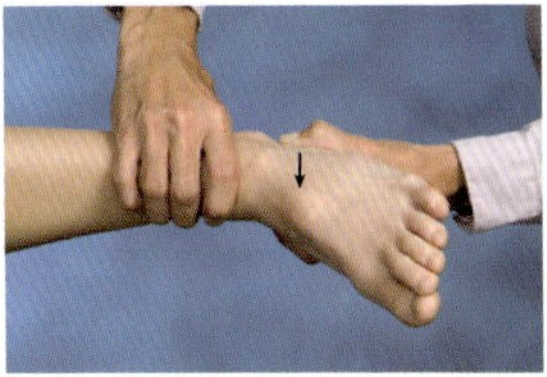

목적: 외측인대 불안정 검사
자세: 비체중부하로 다리를 잡고 외측 인대를 촉지한다.
방법: 종골을 잡고 내반력을 가하면서 거골을 잡아당긴다.
해석: 양성 검사 = 반대측에 비해 과도하게 벌어지거나 통증 발생

압박 검사

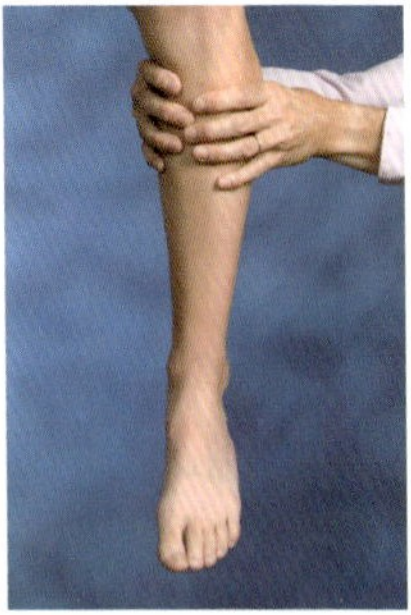

목적: 원위 경비인대 결합 검사
자세: 무릎을 펴고 눕는다.
방법: 근위 경골/비골에서 시작하며 강하게 경골과 비골을 압박하며 모으고 점차 원위로 진행
해석: 양성 검사 = 원위경비인대의 통증; 회복시간 = 5+(0.97×양성인위치와 발목사이의 거리)±3 day

외회전 부하 검사 (뒷꿈치에서 회전)

목적: 내측 삼각 인대와 원위 경비인대 결합 평가
자세: 앉아서 다리를 안정시킨다.
방법: 뒷꿈치를 잡고 족저굴곡 상태로 외회전 하고 다리 족배굴곡 상태로 외회전함.
해석: 양성 검사 = 통증이나 과도하게 벌어짐

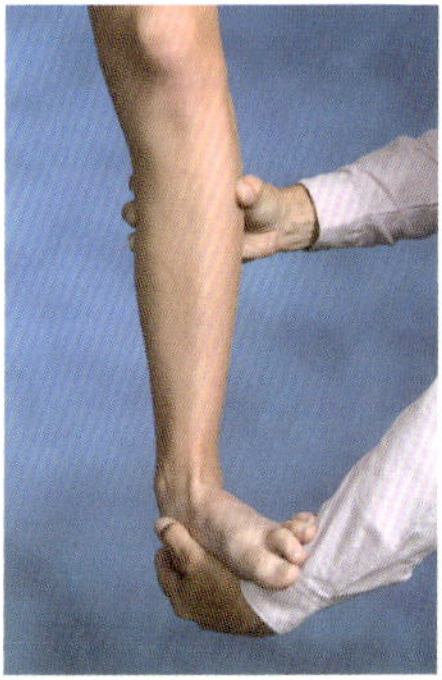

비골근건 탈구

목적: 비골근지대의 손상평가
자세: 엎드리고 무릎을 90° 굴곡함
방법: 저항을 주면서 발목을 족저굴곡하고 족배굴곡한다.
해석: 양성 검사 = 발목외과에서 건이 탈구됨

Thompson 검사

목적: 아킬레스건 파열 평가
자세: 엎드려 눕는다.
방법: 무릎을 90°굴곡한 후 종아리 중간을 잡고 압박한다.
해석: 양성 검사 = 발이 족저굴곡 되지 않음

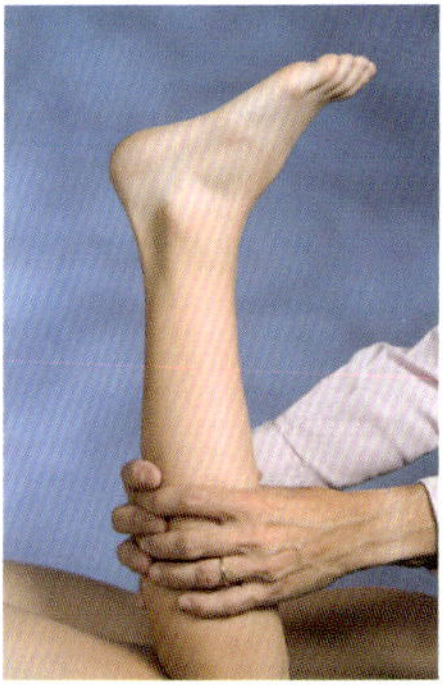

Homan 징후

목적: 다리의 혈전성 정맥염
자세: 바로 누움
방법: 종아리를 쥐면서 발목 굴곡함
해석: 양성 검사 = 갑작스러운 종아리 통증

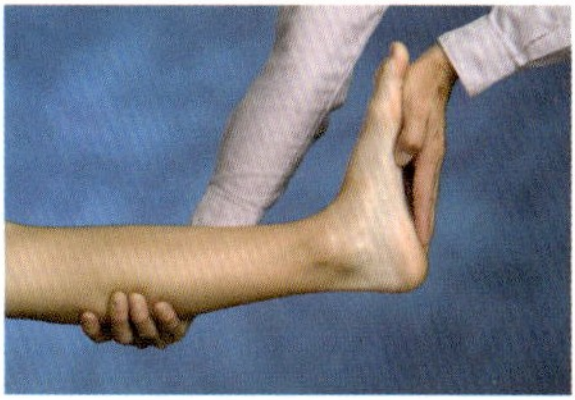

Morton 검사

목적: 지간신경 검사
자세: 비체중 부하
방법: 횡족부궁을 잡고 옆에서 누르며 압박한다.
해석: 양성 검사 = 제2~3, 제3~4 지간 공간 통증

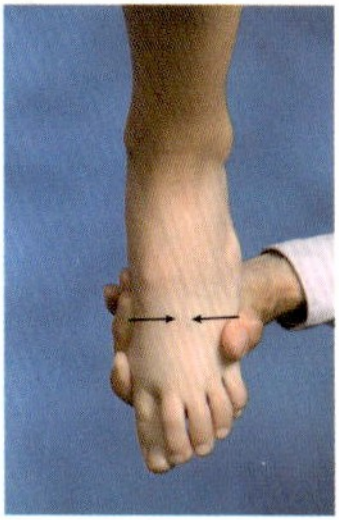

충격 검사

목적: 스트레스 골절 검사
자세: 비체중부하 – 반복관절 중립
방법: 손바닥으로 뒷꿈치에 힘을 가해 충격을 줌
해석: 양성 검사 = 골절부에 통증

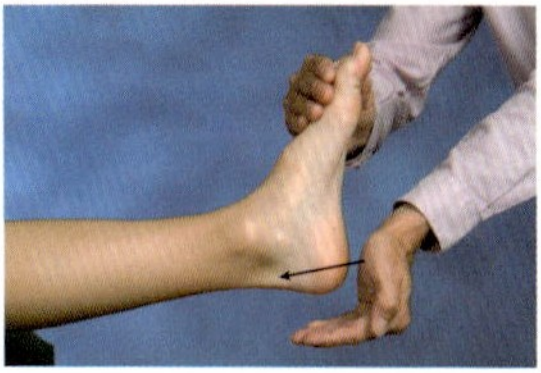

중족골 부하

목적: 중족골 골절 검사
자세: 비체중부하로 발을 중립 위치에 놓음
방법: 각각의 중족골을 잡고 장축으로 힘을 가한다.
해석: 양성 검사 = 압박을 가하고 중족골의 통증

TINEL'S TEST

목적: 경골 신경 손상 검사
자세: 비체중 부하
방법: 후경골 신경 위를 두드린다(내과의 후방의 바로 아래).
해석: 양성 검사 = 발의 저린감

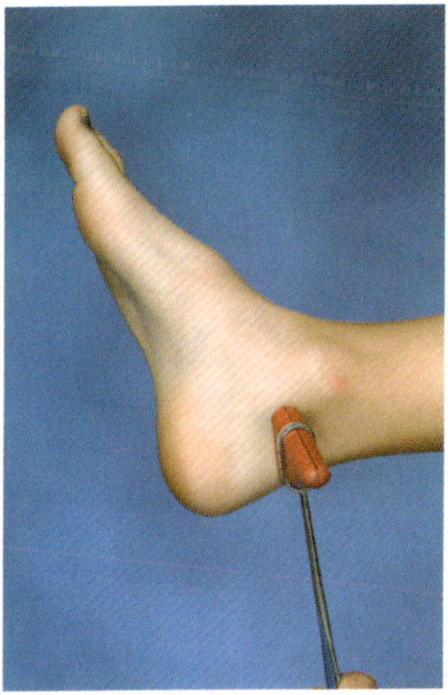

감별진단

병리/발생기전	징후/증상
발가락 과신전 손상 – 체중부하시 엄지발가락이 과신전 하며 족장판안대와 측부 인대가 파열됨	■ 족지신전시 통증 ■ 발들림시기에 통증, 통증성 파행 ■ 제1중족 족지관절의 멍과 부종 ■ X–ray(–) ■ 종자골, 중족골두 골절과 감별 필요
무지외반증 – 류마티스 관절염, 잘 맞지 않은 신발, 평발	■ 통증, 부종, 제1중족 족지각 > 15° ■ 족무지의 관절운동 범위 감소, 제2족지 망치족 변형 ■ X–ray가 유용함 ■ 류마티스 관절염 감별 필요
종저골염 – 높이 뛰는 운동 등에 의한 직접적 손상	■ 발 들림시에 통증, 통증성 파행, 제1중족 족지관절의 부종 ■ 중족족지 관절의 수동적 신전시 통증 ■ MRI나 X–ray가 필요 ■ 발가락 과신전 손상과 이분 종자골과 감별 필요
스트레스 골절 – 반복적인 부하에 의한 손상; 운동량을 갑자기 늘린 후 3주정도에 발생, 제2중족골에 흔함 반복적인 스트레스 골절의 경우 식이장애 의심	■ 심부 국소 통증, 야간 통증 ■ 관절운동 정상 ■ 양성 검사: 중족골 부하, 충격 검사 양성 ■ 골주사검사와 MRI로 진단 ■ 초음파 검사로 확진 가능 ■ 심부 정맥 혈전증과 감별 필요

(다음페이지에 계속)

감별진단(계속)

병리/발생기전	징후/증상
무지강직증 – 소아에서 박리성 골연골, 퇴행성 관절염, 통증 류마티스 관절염과 연관	■ 제중족 족지관절의 후방 굴곡 감소 ■ 제중족 족지관절 후방의 통증 및 부종 ■ 계단이나 경사를 오르기 불편함 ■ 보행시 발을 들 때 하지를 외회전 함 ■ 후방굴곡과 관절 간격 감소를 X-ray로 진단
샤르코씨관절 – 과성장성 관절증으로 당뇨병과 관련 됨	■ 점진적인 골과 근육의 약화 ■ 감각이 떨어지며 통증은 별로 없다. ■ 한쪽 하지의 심각한 부종 ■ 피부 온도 증가, 발적 ■ X-ray에서 골수염과 비슷한 소견
모르톤 지간신경종 – 지간신경이 두꺼워짐(25~50세 여>남) 굽이 높은 구두, 과도한 회내전 높은 종아치, 전족부의 외측 압박, 체중 증가	■ 제3, 4 중족골두 아래에 쑤시고 타는 듯한 통증, 발바닥에 패드가 붙어 있는 느낌 ■ 주위에 굳은 살 형성 ■ 체중부하시 통증, 모르톤 검사 양성 ■ 내전근 약화 ■ 신경전도검사 = 신빙성 떨어짐 ■ MRI 등으로 스트레스 골절 감별
족저근막염 – 비복근과 연장됨; 반복적인 스트레스에 의해 염증 발생, 쿠션이 좋지 않은 신발, 발의 회내전 증가, 비만	■ 아침 통증 족저근막 근위 내측 부의 뭉쳐진 덩어리가 만져 짐 ■ 후방굴곡 및 발가락 신전시 통증 ■ 비복근의 구축으로 후방굴곡 감소 ■ 내재근 약화 ■ 신경과 반사는 정상 ■ 신경전도검사는 정상: x-ray로 골극이 관찰될 수 있으나 통증의 정도와는 무관

(다음페이지에 계속)

감별진단(계속)	
병리/발생기전	**징후/증상**
족근관 증후관 – 족근관 터널 구조물의 압박 (후경골신경, 동맥, 후경골근, 장족지굴곡근) 외상, 체중증가, 과도한 회내전과 염증	■ 내측 족저부의 날카로운 통증 ■ 타는 듯한 통증, 야간통, 부종 ■ 보행, 수동적 족배 굴곡, 외번시 통증 ■ 근력약화나 내제근 약화를 진단하기 어려움 ■ 심부전 반사와 관절운동은 정성 ■ Tinel 징후 양성, 발목 내과 아래 ■ 신경 전도 검사 이상
비골근건염 – 구조적으로 세곳에서 좁은 부위를 지나고 갑자기 방향이 바뀌며 여기서 이차적인 손상이 발생함	■ 탈구된 건 = 외반, 족배굴곡시 뚝소리가 나고 탈구될 수 있다. ■ 발목 외과 하방의 부종과 멍 ■ X-ray로 비골 지대의 견열 골절 관찰 가능
총비골 신경 마비 – 총비골신경 마비, 발을 교차시켜 앉거나 압박을 가했을 때 발생, 꽉조이는 스키부츠, 하키 스케이트, 강한 내전 족저 굴곡시 손상 됨	■ 발목 염좌 증가 ■ 국소 통증과 멍 ■ 족저 낙하, 외전 및 족배굴곡 약화 ■ 부분적 감각 손실 ■ 검사 = 발 내측으로 걸을 때 통증 ■ MRI, 근/신경전도 검사로 진단

(다음페이지에 계속)

감별진단(계속)

병리/발생기전	징후/증상
Sever 씨 병 – 8~16세에 발생, 남> 여, 성장판의 빠른 성장과 운동시에 외부의 충격으로 발생	■ 뒷꿈치 통증, 종골의 내외측 압박시 압통 ■ 통증으로 족배굴곡 감소, 계단오르기 어려움 ■ X-ray는 정상일 수도 ■ 뒷꿈치 들기에 잘 반응(수개월 소요됨)
아킬레스건염 – 건부착부위 4.5cm 상방의 혈액 순환이 좋지 않은 부위에 발생 좋지 않은 신발, 과도한 회내전, 30~50세 남자	■ 아킬레스건 부착 부위에서 2~6cm 상방 국소 압통 ■ 아침 강직, 통증성 파행, 계단오르기 힘듬 ■ 건이 두꺼워지고 관절 운동시 염발음 ■ 조직 덩어리가 만져질 수 있다. ■ 무릎이 신전되고 발목 족배굴곡 감소 ■ 건결손 또는 심부정맥 혈전증 감별 위해 MRI 필요
아킬레스건 파열 – < 30세 이하, 비복근의 강력한 수축; > 30세 이상, 퇴행성 변화 (O형 혈액형에 많다)	■ 손상이 터지는 느낌 ■ 촉진시 벌어진 간격이 만져짐 ■ 발가락으로 걷기 불가능하고, 부종과 멍 발생 ■ Thompson 검사 양성 ■ MRI로 확진
후반골근건염 – 적절하지 못한 생역학과 과사용; 40세 이상의 여자	■ 발목 내측에 압통 ■ 관절 운동시 염발음 ■ 수동적 회내, 능동적 회외 운동시 통증 ■ 저항을 주며 내번, 족저굴곡시 통증

(다음페이지에 계속)

감별진단(*계속*)	
병리/발생기전	**징후/증상**
정강이 부목 / 전방 – 전경골근, 장무지 신전근, 장족지 신전근의 과사용증후군, 오래 달리기나 부적절한 연부조직 상태, 후족부 내반으로 생긴 과도한 내전	■ 전경골근 전방의 통증 ■ 저항을 주며 후방굴곡, 내전시 통증 ■ 족저굴곡, 외반으로 스트레칭시에 통증 ■ 제2중족골두와 원위 족무지 내측의 통증과 굳은 살 ■ 비복근의 구축 ■ 보행시 뒷꿈치 통증 ■ X-ray; 스트레스 골절과 감별 필요
정강이 부목 / 후방 – 장무지 굴곡근, 장족지 굴곡근의 과사용증후군, 후족부 내반을 보상하기 위한 갑작스러운 내반, 후경골근의 부하 증가	■ 제2 >제3 >제4 중족골두하의 굳은 살 형성 ■ 정강이 후내측, 내측 복숭아뼈 후방의 통증 ■ 제1중족 족지관절의 과운동성 ■ 저항을 주며 내번, 족저굴곡시 통증 ■ 외번 후방굴곡을 하며 스트레칭시 통증

(다음페이지에 계속)

감별진단(계속)	
병리/발생기전	**징후/증상**
구획증후군 – 정강이 부목의 진행으로 근육의 미세 순환 감소; 남>여, 우>좌 주의: 응급상황으로 빠른 후송이 필요 (얼음을 대고, 압박은 피한다)	■ 5 P's = 저린감(paresthesia), 마비(paresis), 통증(pain), 창백(pallor), 허혈(pulseless) ■ 체액의 증가로 조직내압증가; 정상 ≤10mm Hg, 20mm Hg 이상시 혈류 감소, 30mm Hg 이상시 괴사 ■ 피부는 따뜻하거나 딱딱함 ■ 관절 움직임시 통증; 장무지신전근의 허혈 ■ 제1지간관절 사이의 감각소실이 가장 신빙성 있는 징후 ■ 맥박은 마지막까지 정상인 경우가 많고 근육괴사나 신경손상을 막기 위해 4~6시간 내에 수술 필요함 ■ MRI나 압력 측정 ■ 체액저류로 연부조직 압력 증가 ◆ 정상구획압력, 10 mm Hg ◆ 20 mm Hg 이상이면 모세혈관 혈류 장애 발생 ◆ 30 mm Hg 이상이면 허혈성 괴사 발생 ■ X-ray와 골주사검사로 스트레스 골절 감별 ■ MRI와 압력 측정으로 확진함
복합 국소 통증 증후군 – 주로 외상 후 발생 200페이지 참조	■ 과민성 통증, 다한증 ■ 관절낭 강직 ■ 근육 위축과 골다공증 ■ 이영양성 변화와 부종 ■ 혈관운동 불안정성

(다음페이지에 계속)

감별진단(계속)	
병리/발생기전	**징후/증상**
원위경비인대 손상 – 과도한 후방굴곡과 외전에 의한 전 후 경비인대 손상	■ 양성검사: 압박검사, 외회전 검사 ■ 인대와 골간 인대 막의 통증과 부종 ■ 사면 x–ray에서 관절 간격이 넓어짐 ■ 회복시간 = 5 + (0.97× 압박시 양성인 부위에서 발목까지의 거리) ±3일 ■ 골절 및 견열과 감별 필요
외측 측부인대 손상 – 전방거비인대, 거종인대, 후방 거비인대의 내번, 족저굴곡시 손상	■ 풍부한 혈액순환 = 2시간내 부종 발생 ■ 손상된 인대 위로 압통, 멍이 든다. ■ 다양한 정도의 불안정성 ■ 양성검사: 거골경사, 전방 전위 검사 ■ X–ray상 정상이나 스트레스 부하 검사 양성 ■ 관절 조영검사로 초기 24시간만 정상

발목 인대 손상의 정도		
1도 손상	**2도 손상**	**3도 손상**
출혈 없음, 미약한 부종, 국소압통, 내반 / 전방 전위/ 불안정성 없음, 절지 않음, 뛰기 불편, 회복 2~10일	약간 출혈, 국소 부종, 전방 전위 검사 양성, 내반 불안 없음, 절음, 뒷꿈치 들기, 쪼그려 뛰기 불가능, 회복 10~30일	심한 부종, 내외측 압통, 전방 전위 내반 검사 양성, 체중 부하 불가능 회복 30~90일